VERDAD, MENTIRAS Y ALZHEIMER

SUS CARAS SECRETAS

VERDAD, MENTIRAS Y ALZHEIMER

SUS CARAS SECRETAS

Prólogo por
Dr. Anand Srivastava

El camino no convencional hacia la paz
mental para las familias que enfrentan la
enfermedad de Alzheimer y la demencia

Lisa Skinner y
Douglas W. Collins

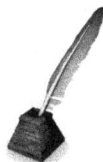

WordCrafts

Publicado por WordCrafts Press
82414, Cody, Wyoming
www.wordcrafts.net

Un agradecimiento especial a Phil Vassar y a la familia Vassar por compartir la historia de su mamá, Dianne y su enfermedad de Alzheimer.

.

CONTENIDO

PREFACIO

POR EL DR. ANAND SRIVASTAVA

Con el aumento de la supervivencia en las sociedades humanas avanzadas, el número de personas con discapacidades incluidas las discapacidades mentales, está aumentando en todo el mundo. La enfermedad de Alzheimer, uno de los principales indicadores que conducen a la discapacidad mental en personas mayores, está afectando negativamente a un número cada vez mayor de personas y familiares.

El diagnóstico de la enfermedad de Alzheimer en un familiar provoca escalofríos en personas relacionadas por su inmenso impacto socioeconómico, además de la sensación de impotencia al no poder sobrellevar la situación. Al hablarse con los familiares de las personas que sufren, el primer indicio que los médicos y científicos encuentran es el sentimiento con respecto al cuidado de los seres queridos, que se exacerba aún más por las respuestas a la pregunta sobre la patología causal y la intervención terapéutica.

La enfermedad de Alzheimer, que involucra partes del cerebro que controlan el pensamiento, la memoria y los idiomas, es el tipo más común de demencia, que es una enfermedad progresiva en la naturaleza que comienza con una pérdida leve de memoria y conduce progresivamente a la pérdida de la capacidad de continuar una

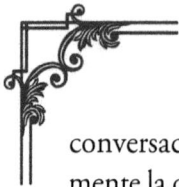

conversación y responder al entorno; por lo tanto, afectando seriamente la capacidad de una persona para realizar sus actividades diarias.

Los síntomas de la enfermedad generalmente aparecen después de los 60 años, rara vez en personas más jóvenes; puede aparecer, aunque el riesgo aumenta con la edad, lo que es evidente por el hecho de que el número de personas que viven con la enfermedad se duplica cada 5 años más allá de los 65 años. Hasta 5.8 millones de estadounidenses vivían con la enfermedad de Alzheimer, y desafortunadamente se proyecta que se triplique el número a casi a 14 millones de personas para 2060.

Se sospecha que varios factores como la inflamación sistémica, la exposición a químicos, el estilo de vida, además de la edad avanzada, contribuyen a la etiología, pero no se ha entendido bien. En consecuencia, es difícil diseñar una intervención terapéutica o decidir su línea de acción para tratar a tales individuos.

Los medicamentos actuales (de hoy día) incluyen el inhibidor de la colinesterasa o el regulador del glutamato o el inhibidor del receptor de orexina o el medicamento recientemente aprobado por la Administración de Alimentos y Drogas de U.S.A. llamado Aducanumab, un anticuerpo monoclonal dirigido por beta amiloide que reduce su acumulación de formas agregadas de beta amiloide (Aβ) encontradas en los cerebros de las personas con enfermedad de Alzheimer, también ha demostrado cierto éxito. Sin embargo, estas intervenciones terapéuticas tienen un ataque extremadamente centrado en las vías que conducen a la enfermedad, por lo tanto, solo pueden retrasar su progresión.

Las células madre que son bien conocidas por reducir la inflamación sistémica y diferenciarse de cualquier tipo de célula del cuerpo, incluidas las células neurales, también han mostrado resultados muy prometedores en los casos de Alzheimer. Dado que estas células pueden actuar de varias maneras, como inhibir la inflamación sistémica o diferenciar en los tipos de células necesarias, las intervenciones

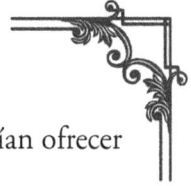

terapéuticas que utilizan estas terapias regenerativas podrían ofrecer esperanza para tratar la enfermedad.

Ver a un familiar en una condición tan grave es muy angustiante para los miembros de su familia preocupados e impone preguntas seriamente desafiantes para manejarlo. El libro "Verdad, Mentiras y Alzheimer: Sus Caras Secretas" (Truth, Lies and Alzheimer's: Its Secret Faces) de Lisa Skinner y Douglas W. Collins proporciona una guía inmensamente útil para que los familiares de estos pacientes diagnostiquen la afección a tiempo y la enfrenten.

El libro proporciona varias incidencias con respecto a cómo los miembros de la familia pueden notar cambios en los seres queridos, los próximos desafíos y una variedad de formas de lidiar con ellos. En algún momento de nuestra vida, es probable que casi todos nos encontremos con un escenario como este. Este libro proporciona una excelente guía para hacer frente a los desafíos emergentes causados por la enfermedad de Alzheimer.

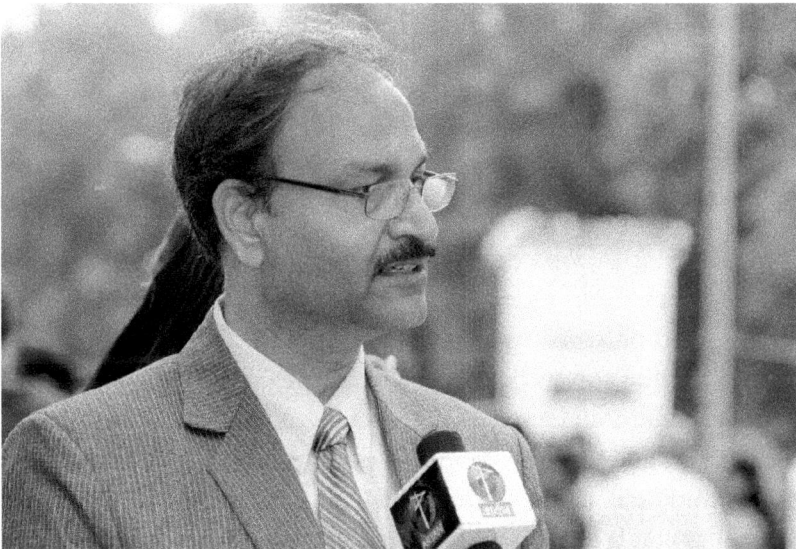

Dr. Anand Srivastava

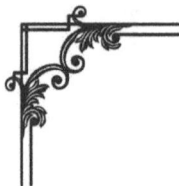

Dr. Anand S. Srivastava, MS, PhD

Fundador y Presidente: Instituto Global de Terapia e Investigación con Células Madre.

El Dr. Anand Srivastava ha estado asociado con las principales universidades e instituciones de investigación de los Estados Unidos. En afiliación con University of California San Diego Medical College (UCSD), University of California Irvine Medical College (UCI), Salk Research Institute, San Diego, Burnham Institute for Medical Research, San Diego, y University of California Los Angeles Medical College (UCLA), USA.

El Dr. Srivastava ha ayudado a desarrollar varios programas de investigación y tiene una amplia experiencia de investigación en el campo de las células madre que está documentada por varias publicaciones en revistas científicas veneradas.

El Dr. Srivastava es Presidente y Cofundador del Instituto Global de Terapia Investigación con Células Madre e (GIOSTAR), con sede en San Diego, California, (EE. UU.). La compañía se formó con la visión de proporcionar terapia basada en células madre para ayudar a aquellos que sufren de enfermedades degenerativas o genéticas en todo el mundo, como el Parkinson, el Alzheimer, el autismo, la diabetes, las enfermedades cardíacas, los accidentes cerebrovasculares, las lesiones de la médula espinal, la parálisis y las enfermedades relacionadas con la sangre, y cuenta con el apoyo de científicos líderes con publicaciones pioneras en biología de células madre.

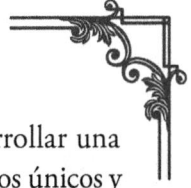

El enfoque principal de la compañía es descubrir y desarrollar una cura para las enfermedades humanas con terapias y productos únicos y de última generación, basados en células madre. La Medicina Regenerativa es prometedora para los tratamientos de enfermedades que antes se consideraban incurables.

El trabajo de investigación del Dr. Srivastava ha sido presentado en varias reuniones y conferencias científicas nacionales e internacionales en India, Japón, Alemania y Estados Unidos. Tiene más de 50 artículos científicos revisados por expertos homólogos, divulgados en publicaciones líderes.

En el 2020 el Dr. Anand Srivastava, Ph.D. recibió un Premio al Logro Sobresaliente de la Sociedad de Científicos Asiáticos Americanos en la Investigación del Cáncer (SAASCR) para 2020 junto con los nueve mejores Investigadores del Cáncer de América.

En el 2014 fue Galardonado con el "USA Congressional Award" por su contribución en el campo de la Ciencia de las Células Madre. ESTADOS UNIDOS.

En el 2013 Galardonado con el "Asian Heritage Award" por su contribución en el campo de la Ciencia de las Células Madre. ESTADOS UNIDOS.

En el 2003 Galardonado con el premio "NIMA (National Integrated Medical Association) Outstanding Scientist" de NIMA, India.

En el 2003 Galardonado con el "Premio al Científico Excelente" de Bharat Vikas Parisad, India por su excelente desempeño continuo en la investigación en ciencias de la vida.

En 2002 "Premio al Mejor Científico" por su excelente contribución en el campo de las ciencias de la vida.

2021 ALZHEIMER'S DISEASE FACTS AND FIGURES

DISCRIMINATION

is a barrier to Alzheimer's and dementia care. These populations reported discrimination when seeking health care:

50% of Black Americans

42% of Native Americans

34% of Asian Americans

33% of Hispanic Americans

---

1 IN 3

seniors dies with Alzheimer's or another dementia

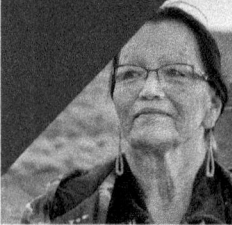

It kills more than

BREAST CANCER

+

PROSTATE CANCER

COMBINED

MORE THAN

6 MILLION

Americans are living with Alzheimer's

Between 2000 and 2019, deaths from heart disease have

DECREASED **7.3%**

while deaths from Alzheimer's disease have

INCREASED **145%**

Alzheimer's and dementia deaths have increased

16%

during the COVID-19 pandemic

In 2021, Alzheimer's and other dementias will cost the nation

$355 BILLION

By 2050, these costs could rise to more than

$1.1 TRILLION

OVER

11 MILLION

Americans provide unpaid care for people with Alzheimer's or other dementias

These caregivers provided an estimated 15.3 billion hours valued at nearly

$257 BILLION

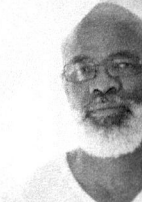

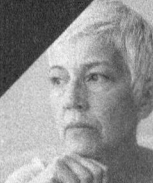

alzheimer's association

INTRODUCCIÓN

"¿Quién soy en el mundo? Ah, ese es el gran rompecabezas".

Las aventuras de Alicia en el país de las maravillas por Lewis Carroll

¿Cuáles son las estadísticas actuales para los pacientes con Alzheimer? La Asociación Internacional de Enfermedad Alzheimer (International Alzheimer's Disease) informa que en la actualidad se estima que 35 millones de personas en todo el mundo tienen Alzheimer o demencia relacionada, y se espera que al incrementarse la expectativa de vida, aumente la prevalencia global a alrededor de 66 millones para 2030 y a más de 115 millones para 2050.

La tasa de progresión de la enfermedad de Alzheimer puede variar ampliamente. Según la Clínica Mayo, las personas que han sido diagnosticadas con la enfermedad de Alzheimer tienen un promedio de entre tres y 11 años de vida después del diagnóstico. Sin embargo, algunos con la enfermedad viven dos décadas o más.

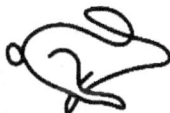

....

Un artista de renombre dijo una vez que la magia es "simplemente pasar más tiempo en algo de lo que cualquier otra persona podría esperar razonablemente". Estaba hablando de crear magia en la industria del entretenimiento.

1

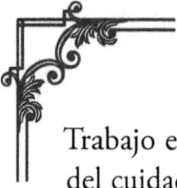

Trabajo en un negocio mucho menos deslumbrante: la industria del cuidado de ancianos. Pero sonrío cuando leo la cita porque un cliente mío una vez me comentó, maravillándose de lo mucho mejor equipado que se sentía para manejar los síntomas de demencia de su padre: "¿Qué eres, una especie de mago del Alzheimer?"

La verdad es que acabo de pasar mucho tiempo trabajando con familias que enfrentan enfermedades relacionadas con el Alzheimer y la demencia. Sé lo que funciona y lo que no. También he perdido a miembros de mi familia a causa de esta enfermedad.

Mis años de experiencia se compendian en los capítulos de este libro. Cada historia contiene una sección de "pensamientos adicionales" que explica cómo los síntomas, comportamientos y soluciones de mis experiencias pueden aplicarse a las suyas. Aprender a lidiar con una enfermedad cerebral es muy parecido a aprender el lenguaje de señas si su ser querido pierde la audición.

Al principio puede sentirse abrumado y temeroso de que nunca podrá volver a comunicarse con ellos. Pero con un poco de educación, diligencia y práctica encuentras una nueva manera. La solución no implicó que su ser querido recuperara su audición, más bien implicó aprender un nuevo conjunto de herramientas que le permitieron volver a lo que importaba y es el disfrutar del tiempo que pasaba con ellos.

Mi esperanza es que este libro mejore enormemente su capacidad para manejar sus síntomas y comportamientos desafiantes asociados con la enfermedad cerebral. Perder a un ser querido a causa del Alzheimer o la demencia es uno de los mayores desafíos que enfrentará, pero hay esperanza. El viaje será difícil y tendrás que aprender algunas habilidades nuevas, pero al utilizar las herramientas propuestas en estos capítulos, puede reanudar el tiempo de calidad con su ser querido, y esa es la verdadera magia.

PÁJAROS DENTRO DEL COLCHÓN

"¡Estoy retrasado, estoy retrasado! ¡Para una cita muy importante!
No hay tiempo para decir 'hola, adiós'. ¡Estoy retrasado, estoy ret-
rasado, estoy retrasado!" ~ El Conejo Blanco

Las aventuras de Alicia en el país de las maravillas por Lewis Carroll

La prevalencia de los síntomas de ansiedad en la enfermedad de Alzheimer es de aproximadamente el 40%, y puede ser un preludio para la enfermedad de Alzheimer. La ansiedad puede estar especialmente presente entre los pacientes con deterioro cognitivo leve, demencia leve o formas de inicio temprano de la enfermedad, y puede promover la progresión o a la conversión al síndrome clínico de Alzheimer.

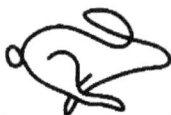

....

"La señora Walker es una loca. Tienes que hacer algo con ella", escuché al oficial de policía decirle a mi madre.

Estaba indignado. Quería gritarle al oficial: "¡Mi abuela no está loca! Ella necesita ayuda". Pero me quedé callado. En aquellos días no hablabas con los adultos, especialmente con los oficiales de policía.

Yo era un adolescente, y fue solo unos meses después de que Nana me hablara de los pájaros en su colchón.

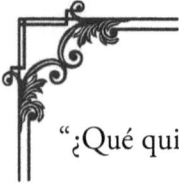

"¿Qué quieres decir con que hay pájaros en tu colchón?" Pregunté.

"Me picotean la cara por la noche", respondió Nana.

¿Qué le pasa a mi abuela?, pensé. Quería desesperadamente creerle, pero lo que estaba diciendo sonaba imposible. Aun así, revisé el colchón de su cama por dentro y por fuera.

"No veo nada, abuela. ¿Cómo están entrando?"

"Oh, son muy inteligentes", dijo Nana.

Fui a casa y se lo conté a mi madre, que ya había oído hablar de los pájaros en el colchón. Mi madre reveló que Nana también pensaba que la gente le estaba robando sus joyas, y que se negaba a ducharse porque estaba convencida de que "los hombres vendrían y la matarían".

"¿Por qué no dijiste nada?" Le pregunté a mi madre.

Miró hacia abajo y tomó una inhalada de su cigarrillo, pero permaneció en silencio. En aquellos días no hablabas de enfermedades mentales.

Durante los siguientes meses los comportamientos empeoraron. Nana llamaba a la policía varias veces al día para denunciar a los pájaros, a los ladrones y a los hombres que la iban a matar.

El problema llegó a un punto crítico un día cuando Nana conducía a la tienda y se desorientó tanto que se detuvo en medio de una calle de cuatro carriles, salió de su automóvil y comenzó a deambular.

Un ciudadano preocupado la vio y llamó a la policía, que llamó a mi madre y se llevó a Nana a casa. Fue más tarde esa tarde, de vuelta en

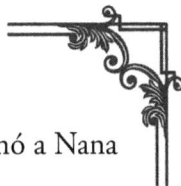

la casa de Nana, donde el oficial regañó a mi madre y llamó a Nana una tuerca frente a nosotros.

El incidente llevó a mi madre a llevar a Nana a un médico, quien le diagnosticó demencia senil, que es sinónimo del diagnóstico de Alzheimer de hoy. Nana fue trasladada a un retiro para su cuidado, donde la visitamos regularmente hasta el día de su muerte.

Todavía pienso en el oficial que llamó loca a mi Nana, y todavía puedo recordar la ira que sentí hacia él. Pero ahora que tengo experiencia con la enfermedad, veo su comentario a través de una perspectiva diferente. Después de todo, han pasado 40 años, y descartarla como una loca fue su reacción a su falta de familiaridad y conocimiento con la enfermedad cerebral.

Por mucho que me gustaría, no puedo retroceder en el tiempo y cambiar la opinión del oficial de policía sobre mi abuela que estaba loca, pero sigo adelante honrando la memoria de mi abuela educando a las personas sobre la enfermedad. Ella fue mi primera experiencia con la enfermedad de Alzheimer, y la necesidad que sentí de ayudarla todavía me impulsa hoy.

OTRAS REFLEXIONES:

Como era evidente en esta historia, la Sra. Walker estaba experimentando delirios, alucinaciones y paranoia, que no son comportamientos poco frecuentes. Puedes verlos mostrados individualmente o por separado, como lo hiciste en esta historia. La creencia de la Sra. Walker de que había pájaros viviendo en su colchón y que le picoteaban la cara por la noche es un ejemplo de una alucinación, que es una falsa percepción sensorial que generalmente se manifiesta como escuchar voces o ver cosas que no están allí.

Creer que "los hombres la iban a matar en la ducha" es un ejemplo

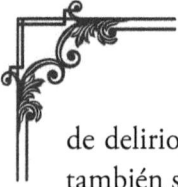

de delirio, que es una creencia falsa. La creencia de la Sra. Walker también se calificaría como una ilusión paranoica porque creía que alguien la iba a lastimar. Desafortunadamente, ninguna cantidad de razonamientos puede convencer a la persona que experimenta una ilusión. A menudo, la solución más efectiva es intentar redirigir su atención a otra cosa.

Finalmente, la paranoia se ve a menudo en aquellos que sufren de demencia. Según la Asociación de Alzheimer (Alzheimer's Asociation), aproximadamente uno de cada tres enfermos de Alzheimer desarrollará paranoia o desconfianza. Muchas veces, una persona con demencia extraviará una pertenencia y acusará a otra persona de tomarla.

Debido a que las personas con enfermedad cerebral sufren de deterioro del razonamiento, pueden malinterpretar fácilmente las intenciones de los demás y tener dificultades para comprender lo que se les comunica. Su capacidad para separar los hechos de la ficción también puede verse afectada.

Las alucinaciones, la paranoia y los delirios a veces se pueden mitigar con terapias de manejo del comportamiento. Sin embargo, los síntomas psicóticos extremos pueden requerir medicación. Establezca una relación con el médico de su ser querido y asegúrese de que él reciba actualizaciones constantes sobre la condición de su paciente.

Una de las funciones clave que realiza nuestro cerebro es la de percepción. Una persona que vive con demencia, su capacidad de percibir las cosas disminuye a diferencia de como usted las ve, afectando el juicio de ese individuo tanto visual como conceptualmente. Su nivel de confusión aumentará con el tiempo, porque él / ella está perdiendo la capacidad de entender a lo que sus sentidos asimilan.

En consecuencia, esto puede producir varias reacciones adversas como

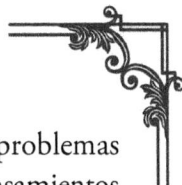

el miedo y el comportamiento combativo. Además, los problemas con la memoria y la percepción errónea pueden generar pensamientos de desconfianza y paranoicos, como vimos en "Pájaros dentro del Colchón" donde la Sra. Walker creía que la gente quería hacerle daño.

Auld Lang Syne

"Cuando no puedas mirar el lado positivo, me sentaré contigo en la oscuridad". ~ Alice

Las aventuras de Alicia en el país de las maravillas por Lewis Carroll

Un estudio longitudinal del Proyecto Kungsholmen mostró que la participación en actividades sociales y de ocio en la vejez podría disminuir el riesgo de demencia en adultos mayores porque la participación en actividades productivas o sociales ayudaría potencialmente a mantener los sentidos de autoeficacia de los individuos, por lo tanto, mejorar su salud.

La enfermedad de Alzheimer y otras demencias disminuyen gradualmente la capacidad de una persona para poder comunicarse. La comunicación con una persona con Alzheimer requiere **paciencia, comprensión y buenas habilidades de escucha.**

Habla con calma. Mantén tu lenguaje corporal relajado. Ofrecer comodidad. Si una persona con demencia tiene problemas para comunicarse, hágale saber que está bien y brinde un estímulo gentil.

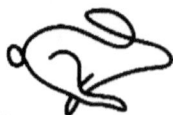

Cuando Julia encontró a Sam acurrucado en posición fetal en su

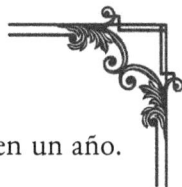

cama en el centro de vida asistida, él no había hablado en un año.

Ella acababa de abrir una nueva sección de cuidado de la memoria en la instalación donde vivía Sam. Ella estaba buscando residentes que pudieran hacerlo bien en un entorno más estructurado. Ella había leído el archivo de Sam, hablado con sus cuidadores y tenía la corazonada de que había más vida en él del crédito que le dieron.

Sam había estado en el centro de vida asistida durante unos años. Sin familiares o amigos que lo visitaran, había comenzado a retirarse y pasaba la mayor parte del tiempo en su habitación. El personal malinterpretó su disminución del compromiso social como una disminución de la salud. Comenzaron a llevarle todas sus comidas en la cama y no lo alentaron a socializar. Poco después dejó de hablar.

"Siento que Sam podría mejorar enormemente en un nuevo entorno. Creo que es un buen candidato para mi programa", dijo Julia.

El programa estratégicamente planificado de Julia mantuvo a los residentes involucrados en actividades basadas en sus intereses. Sabiendo que Sam, un veterano de la Segunda Guerra Mundial había sido cantante durante la guerra, lo alentó a ir a conciertos de piano celebrados en las instalaciones cada semana.

Tal como Julia creía que lo haría, la condición de Sam mejoró enormemente. Varios meses después de su estadía, Julia escuchó una historia de un miembro del personal que derretiría su corazón y confirmaría su decisión de traerlo.

El empleado informó que Sam había estado sentado en silencio en la audiencia escuchando el concierto. En este día, durante un canto particularmente animado del clásico "Auld Lang Syne", Sam se puso de pie, se apoyó contra su silla y en sincronía con otros participantes, pronunció las palabras del coro.

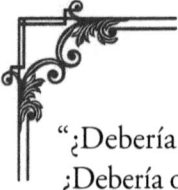

"¿Debería olvidarse un viejo conocido y nunca traerlo a la mente? ¿Debería olvidarse a un viejo conocido, en los días de Auld Lang Syne?"

Un par de días después, Sam entró en la oficina de Julia y se sentó frente a su escritorio.

"¿No te ves como la imagen de una salud perfecta?", dijo Julia. "Me gusta aquí", respondió Sam.

La salud de Sam continuó mejorando, y se volvió cada vez más social con el personal y los otros residentes.

Julia lloró mientras me contaba la historia de Sam, y la he vuelto a contar innumerables veces como un ejemplo de cómo todos los centros de atención de la demencia no son iguales, y por qué el medio ambiente es importante.

OTRAS REFLEXIONES:

En la historia de Sam es importante recordar qué causó los cambios en su capacidad para comunicarse. No quiero ofrecer falsas esperanzas a mis lectores de que las enfermedades relacionadas con el Alzheimer y la demencia son reversibles. Por el contrario, son trastornos progresivos y degenerativos que empeoran con el tiempo.

Los cuidadores iniciales de Sam confundieron su disminución del compromiso social con una disminución de la salud cognitiva. Esto hizo que se hundiera aún más en el aislamiento social. El resurgimiento de sus habilidades de comunicación se puede atribuir al nuevo programa de cuidado de la memoria, que empleó personal bien capacitado y utilizó actividades que aprovecharon la necesidad básica de Sam de sentirse útil y parte de la sociedad.

El entorno de tratamiento adecuado puede proporcionar un sentido

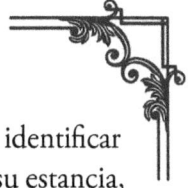

de propósito y pertenencia. Una gran parte de la solución es identificar las actividades que los pacientes pueden disfrutar durante su estancia, ayudándolos a participar en esas actividades que harán maravillas para su autoestima y proporcionarán una estimulación sensorial muy necesaria. Un programa bien coordinado que incorpore estos elementos puede disminuir los comportamientos desafiantes y lo que es más importante, satisfacer la necesidad de los pacientes de sentir que están viviendo una vida significativa.

Una persona que vive con una enfermedad cerebral que causa demencia cambiará lentamente a lo largo de su curso a medida que la enfermedad progresa. La persona que una vez conociste comenzará a desvanecerse y eventualmente desaparecerá. A veces, las personalidades cambian, se vuelven diferentes y el control que la persona una vez tuvo sobre su vida, mermará. Es extremadamente difícil para los miembros de la familia y los cuidadores, entender y aceptar estos cambios; sin embargo, saber que estos cambios son inevitables y estar preparado para ellos, hará que el viaje con su ser querido sea mucho más fácil de sobrellevar. Eventualmente usted se convertirá en el intérprete de los signos, síntomas y comportamientos de su ser querido.

Nuestras mentes controlan todas nuestras acciones identificando el propósito y las metas para estas acciones, estableciendo la secuencia de actividades que acompaña a la meta. Las personas con demencia, incluso al principio de la enfermedad, pueden no recordar el objetivo, o pueden distraerse fácilmente y olvidarlos. Cuando se pierden metas, se les hace más difícil el poder completarlas, siendo nada fácil comenzarlas, llegar a la mitad de ellas o luego perder la pista, por lo que pueden necesitar ayuda a través de la señalización y la incitación para completar toda la tarea.

Deje que la persona haga lo que todavía es capaz de hacer y evite la tentación de hacerlo por ella. Este enfoque puede contribuir a que

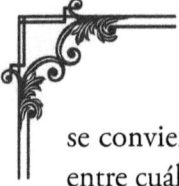

se conviertan en inválidos. Es importante encontrar el equilibrio entre cuál es su nivel de habilidad en ese momento dado y con qué realmente necesitan ayuda para evitar la agitación y la frustración. Ayudar a una persona que vive con demencia a preservar su necesidad humana muy básica de propósito y dignidad, puede marcar la diferencia en su mundo y calidad de vida.

El extraño en el Espejo

"¡Bueno! A menudo he visto un gato sin una sonrisa", pensó Alice;
"¡pero una sonrisa sin gato! ¡Es lo más curioso que he visto en toda
mi vida!" ~Alicia

Las aventuras de Alicia en el país de las maravillas por Lewis Carroll

Cuando una persona con Alzheimer u otra demencia alucina, él o ella puede ver, oír, oler, saborear o sentir algo que no está allí. Algunas alucinaciones pueden ser aterradoras, mientras que otras pueden involucrar visiones ordinarias de personas, situaciones u objetos del pasado.

Las alucinaciones son percepciones falsas de objetos o eventos que involucran los sentidos. Estas falsas percepciones son causadas por cambios dentro del cerebro que resultan de la enfermedad de Alzheimer, generalmente en las últimas etapas de la enfermedad. La persona puede ver la cara de un antiguo amigo en una cortina o puede ver insectos arrastrándose sobre su mano. En otros casos, una persona puede escuchar a alguien hablando e incluso puede entablar una conversación con la persona imaginada.

—La Asociación de Alzheimer

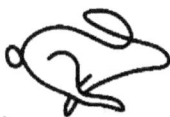

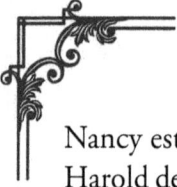

Nancy estaba sentada en la sala viendo la televisión cuando notó a Harold deambulando por el pasillo. Hizo una pausa mientras pasaba por el espejo del pasillo, asintió con la cabeza ante su reflejo y continuó hacia la sala de estar.

"¿Quién es ese tipo?", preguntó.

"¿Qué tipo?" Nancy dijo.

"El tipo mayor en el pasillo".

Nancy miró por el pasillo y vio el espejo.

"Oh, ese es Harold", dijo irónicamente.

"Oh", dijo Harold, encogiéndose de hombros, y luego se dirigió a la cocina.

Durante los siguientes meses, Nancy vio florecer la relación de Harold con el nuevo amigo. Nancy escuchó a Harold discutir una miríada de temas con su amigo, incluidos los deportes, la aviación y el tipo de galleta favorita de Harold: de Lorna Doones.

"Tienes que probar esto", Nancy escuchó a Harold decirle al espejo una noche. A la mañana siguiente, encontró dos galletas de Lorna Doone destrozadas en el suelo debajo del espejo.

Un día, Harold entró corriendo en la sala de estar y exigió saber dónde estaban sus gafas de lectura.

"No tomé tus gafas", dijo Nancy sin levantar la vista de la televisión.

Momentos después escuchó la voz de Harold desde el pasillo: "No los tomaste, ¿amigo? no, no eres ese tipo de persona. Creo que eres mi amigo".

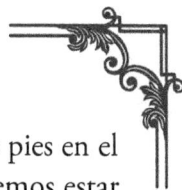

En otra tarde, Nancy atrapó a su esposo mirándose a sus pies en el espejo. Se volvió hacia ella y le dijo: "Harold y yo debemos estar acercándonos. Aparentemente, le di mis zapatos".

Nancy asistió a un grupo de apoyo para el Alzheimer y mencionó al amigo imaginario de su esposo. Se enteró de que el comportamiento de Harold era un fenómeno común llamado "El Extraño en el Espejo". Ella bromeó diciendo que el nuevo amigo de Harold no era el extraño, era su esposo al que ya no reconocía.

Ella aprendió que a medida que la enfermedad de Alzheimer progresa, la memoria a corto plazo disminuye y la persona con demencia cree que es una versión más joven de sí misma. Cuando Harold se miró en el espejo, vio a un hombre mayor que no podía ser él.

La recomendación del grupo fue que ella cubriera los espejos o continuara "uniéndose a su realidad" siguiendo su historia.

Nancy se fue a casa esa noche y cubrió el espejo. "El Espejo de Harold" debe haber encontrado un nuevo lugar para pasar el rato porque Harold nunca lo volvió a mencionar.

OTRAS REFLEXIONES:

El fenómeno El Extraño en el Espejo es un ejemplo de alucinación, un comportamiento común que se ve con la demencia. En la historia de Harold, el comportamiento terminó siendo relativamente inofensivo. De hecho, Nancy encontró la situación entretenida y Harold se divirtió con su nuevo amigo imaginario.

Sin embargo, en otros casos, las personas pueden asustarse por la alucinación o incluso percibirla como una amenaza. Por ejemplo, no es raro que una persona con demencia entre en un baño, se vea en el espejo, perciba su reflejo como un extraño y se niegue a ducharse.

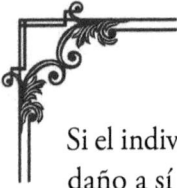

Si el individuo que sufre de la alucinación no corre el riesgo de hacerse daño a sí mismo o a otros, simplemente quitar o cubrir el espejo es una solución efectiva.

El cerebro es el centro de nuestro proceso de pensamientos y es fundamental para nuestras vidas. Toma información de nuestras experiencias diarias y nos permite dar sentido a nuestro mundo. Cuando la demencia está presente, rompe el vínculo que conecta a esa persona con el mundo tal como lo conocía, por lo tanto, tendrá un profundo efecto en su capacidad para procesar la información de la misma manera que lo hacía antes de que se estableciera la enfermedad cerebral. Estas pérdidas en la función cerebral inevitablemente cambiarán a la persona afectada debido a una enfermedad cerebral, pero variarán de persona en persona.

Nuestros recuerdos son los hilos que cosen nuestras vidas en secuencia y continuidad. Cuando nuestra memoria comienza a fallar, el vínculo con nuestra vida se deshace, como vimos con Harold en "El Extraño en el Espejo" cuando no reconoció su propio reflejo.

Los primeros problemas de memoria debido a la enfermedad de Alzheimer generalmente ocurren con recuerdos recientes o a corto plazo. La persona tiene dificultad para recordar los eventos que han sucedido más recientemente; sin embargo, sus recuerdos a largo plazo pueden permanecer intactos en la enfermedad. Una persona que experimenta recuerdos perdidos puede sentirse confundida del mundo tal como lo conocía y que comienza a desaparecer, donde su pasado y presente chocan. Esto puede provocar sentimientos de miedo e ira, así como revelar comportamientos poco característicos de esa persona.

La Habitación Litigante

"¿Quién se preocupa por ti?", dijo Alice, (ella había crecido a su tamaño completo en ese momento). ¡No eres más que un paquete de cartas!» ~ Alice

Las aventuras de Alicia en el país de las maravillas por Lewis Carroll

La agitación durante el período de observación fue más prevalente para la enfermedad de Alzheimer (EA)/demencia de moderada a severa en un 74,6%, severo del 68,3% y la más baja fue del 56,4%. para la EA/. Conclusiones: La prevalencia de agitación fue **de 44,6% en general y de 61,3% entre los pacientes con estados de demencia o la enfermedad del Alzheimer.**

¿Qué tan común es la agitación en la demencia?

Con una **prevalencia general de alrededor del 30%**, la agitación es el tercer síntoma neuropsiquiátrico (NPS) más común en la demencia, después de la apatía y la depresión, y es aún más frecuente (80%) en los residentes de hogares de ancianos.

¿Por qué las personas con Alzheimer se enojan tanto?

La confusión es una de las principales causas de ira y agresión entre los enfermos de Alzheimer y demencia. La confusión puede desencadenarse por la pérdida de la interconexión en la secuencia de ideas, recuerdos mezclados o un cambio repentino en el entorno, como un cambio de un cuidador a otro.

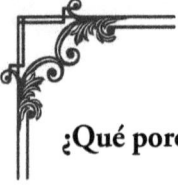

¿Qué porcentaje de pacientes con Alzheimer se vuelven violentos?

Alrededor del 5% al 10% de los pacientes con Alzheimer presentan un comportamiento violento. No está claro por qué ocurren los arrebatos en ciertos pacientes. Si no entiendes lo que está sucediendo es porque tu cerebro no está funcionando, puede ser aterrador, dijo Beth Kallmyer, directora senior de servicios constituyentes de la Asociación de Alzheimer.

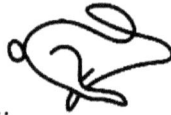

Una fina capa de sudor brilló en la frente de Tom mientras se dirigía por el pasillo de la unidad de demencia. Estaba buscando desesperadamente algo. Dejó escapar un gruñido mientras levantaba su andadera, giraba 90 grados y miraba por un pasillo adyacente a un corredor. Una gota de sudor se elevó entre su frente y la sien.

"¿Qué le pasa a Tom?", Preguntó Sheila, llamándolo desde la estación de enfermeras.

"No puedo encontrar mi maldita oficina", dijo Tom, en pánico.

"Oh, cariño, ya no tienes una oficina. Vuelve al comedor con tus amigos".

Tom, claramente agitado, se incorpora y respondió: "Cállate, no sabes de lo que estás hablando", y continuó por el pasillo.

Tom había estado obsesionado con llegar al "trabajo" todas las mañanas de lunes a viernes durante los últimos cuatro meses. El personal intentó casi todo para redirigirlo, pero era tenaz y decidido, tal como lo había sido durante su carrera como uno de los principales

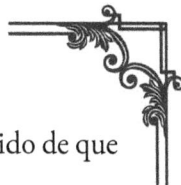

abogados de litigios de Washington DC., y estaba convencido de que lo necesitaban en su oficina.

Louise, directora de cuidado de la memoria de la instalación, había asistido recientemente a una conferencia sobre un nuevo enfoque para tratar los comportamientos neuróticos asociados con la enfermedad cerebral llamada terapia de Reminiscencia. La terapia de reminiscencia es la recreación del entorno personal de un paciente como una escena que reconocería de su pasado.

Con la ayuda de la familia de Tom, Louise recreó la habitación de Tom en la unidad de demencia para que se pareciera a su oficina de cuando ejercía la abogacía.

El experimento funcionó. Todos los días después del desayuno, Tom decía: "Está bien, tengo que ir a trabajar ahora", y desaparecía en su "oficina" hasta la noche. Los miembros del personal lo revisaban regularmente y estaban complacidos de ver que estaba trabajando diligentemente en su escritorio. Los miembros de la familia lo visitaron y se sintieron aliviados al ver que ya no estaba agitado. La terapia de Reminiscencia había cambiado completamente su comportamiento.

Los tratamientos como la terapia de Reminiscencia ayudan a los pacientes a sobrellevar la pérdida de su núcleo. Para los jóvenes y resilientes, a menudo es posible recuperarse de perder el papel en el mundo. Al igual que un deportista profesional cuya carrera termina a los 30 años, podemos enfrentarnos a la realidad de nuestra situación y ponernos manos a la obra redefiniéndonos.

Pero eso no siempre es posible para las personas afectadas por la demencia. La enfermedad cerebral les roba los recursos mentales y físicos necesarios para esa transición.

Para los pacientes de Alzheimer como Tom, lo mejor que podemos

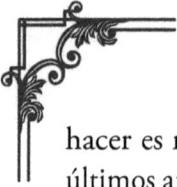

hacer es mantenerlos seguros, comprometidos y cómodos en los últimos años de sus vidas. Los tratamientos como la terapia de Reminiscencia alivian la incertidumbre de desprenderse de la piel de sus antiguos yoes y proporcionan una transición suave a la siguiente y a menudo, última etapa de sus vidas.

OTRAS REFLEXIONES:

Esta historia es un ejemplo de comportamientos comunes que pueden desencadenarse cuando la memoria a corto plazo de una persona está tan disminuida que se desorientan del tiempo y al lugar, y creen que están viviendo en un período diferente de su vida. La enfermedad de Tom también permitió cambios de su personalidad como irritabilidad, ansiedad, obsesión con una idea que no era real, cuando podía fácilmente enojarse y ser agresivo.

La solución de los cuidadores transformó los comportamientos de Tom y le permitió volver a comprometerse con su entorno de una manera tranquila y positiva. Debido a que la memoria a corto plazo de Tom se borró casi por completo en esta etapa de la enfermedad, no había nada que alguien pudiera hacer para convencerlo de que vivía en un centro de atención de demencia y que ya no tenía una carrera y una oficina. Tratar de cambiar su realidad habría sido inútil para sus cuidadores, y solo habría exacerbado la situación.

El éxito en la historia de Tom se trataba de encontrar una manera creativa de "unirse a su realidad". Su ser querido puede tener una preocupación diferente, pero la lección es que con un poco de información sobre lo que está impulsando esa preocupación y un poco de solución creativa, puede encontrar una manera de tranquilizar a su ser querido.

Nuestros recuerdos nos mantienen conectados al trabajo y al desempeño de nuestras vidas: lo que hacemos y cómo lo hacemos. También

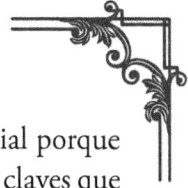

nos permite entender cómo encajamos en el entorno social porque nuestros recuerdos almacenan hábitos, creencias y valores claves que nos hacen únicos y vitales.

La demencia afecta profundamente la capacidad de una persona para mantener su mundo en orden y por lo tanto, afecta la forma en que viven en ese mundo y cómo se llevan con otras personas que están en él.

La mayoría de las personas se confunden cuando las situaciones van más allá de los límites de su capacidad de pensamiento.

A medida que la enfermedad progresa, la capacidad de la mente para evitar la confusión disminuye, porque pierden los filtros y protecciones normales que alguna vez tuvieron cuando sus cerebros estaban sanos. Además, muchos de los sentimientos que van de la mano con la confusión y están más presentes, como el miedo, la vulnerabilidad y la pérdida de control.

Una Familia Dividida

"Si no sabes a dónde vas, cualquier camino puede llevarte allí". ~
El gato de Cheshire

Las aventuras de Alicia en el país de las maravillas por Lewis Carroll

Durante las **etapas intermedias de la enfermedad de Alzheimer**, las personas pueden experimentar depresión, ansiedad, irritabilidad y comportamientos repetitivos. A medida que la enfermedad progresa, pueden ocurrir otros cambios, incluidos cambios en el sueño, arrebatos físicos y verbales, y la deambulación.

¿Qué porcentaje de personas con demencia deambularán?

La Asociación de Alzheimer estima que hasta el 60 por ciento de las personas con demencia deambularán. Eso es inofensivo si es solo caminar sin rumbo por una casa o un hogar de ancianos, pero puede volverse mortal si las personas mayores salen solas y se desorientan.

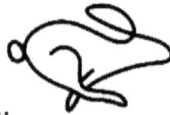

Había sido un largo día en la oficina, y estaba terminando algunos trámites antes de regresar a casa. Desde mi escritorio, pude ver a nuestros residentes entrando en el pasillo y caminando hacia el auditorio donde se estaba celebrando un concierto esa noche.

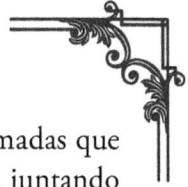

Dos de los residentes, ambas mujeres, parecían más animadas que el resto. Dieron un paso en tándem mientras caminaban, juntando los dedos al mismo ritmo imaginario. Una de las mujeres se puso detrás de la otra y colocó sus manos sobre las caderas de su amiga, y juguetonamente se balancearon de un lado a otro mientras continuaban hacia adelante.

Hice una doble toma cuando me di cuenta de quién era la mujer de atrás. Era Ana.

Sonreí al recordar cuánto esfuerzo había costado traerla aquí, y lo preocupados que habían estado dos de sus hijos por si este era el ambiente adecuado.

Ana tuvo cuatro hijos adultos. Las dos niñas, Beth y Ellie, se opusieron rotundamente a internar a su madre en la sección de cuidado de la memoria del centro de vida asistida. Convencerlos de que mamá necesitaba estar en un ambiente profesional, se sintió como escalar el Monte Everest con una mochila de 50 libras.

En la mayoría de los casos, si alguien me llama, significa que ya tiene una mente abierta sobre cómo obtener ayuda para su ser querido. Este caso fue único en el sentido de que los dos hijos de Anne, Mark y Steve, habían llamado para explorar las opciones, pero no se comprometieron sin el consenso de sus hermanas.

"Nunca podría hacerle eso a mi madre", insistió Ellie durante nuestra reunión familiar inicial.

Anne había estado viviendo con su hermana Kathy, y un incidente que había ocurrido la semana anterior había convencido a Beth y Ellie de al menos asistir a la reunión.

Anne había sacado a pasear al perro de Kathy llamado Kibbles, como

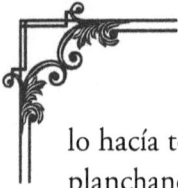

lo hacía todas las mañanas. Quince minutos después, Kathy estaba planchando su ropa cuando Kibbles entró corriendo a la casa con su correa arrastrándose detrás de ella por el suelo.

Kathy se dirigía a buscar a su hermana cuando su vecina Bernadette llamó.

El vecino había visto a Anne caminando por su jardín de flores y salió a ver si podía ayudar.

"Ella no me reconoció y no sabía dónde estaba", dijo Bernadette.

Este tipo de comportamiento se estaba volviendo cada vez más común con Anne. Cada vez menos de lo que decía tenía sentido. Constantemente decía que tenía que ir a algún lugar, pero nunca podía expresar a dónde era.

El incidente de Kibbles debería haber sido el punto de quiebre, pero Beth y Ellie todavía no estarían convencidas de que se necesitara un cambio para su madre. La terquedad de su madre no era infrecuente, para los Baby Boomers cuyos padres crecieron temiendo la institucionalización de la década de 1920. Para estos niños adultos, a menudo había un entendimiento tácito de evitar "apartar a sus padres".

Al final, fue Kathy quien consiguió que Beth y Ellie cambiaran de opinión. Durante una reunión familiar, Kathy se quebró y llena de lágrimas dijo que ya no podía cumplir con las demandas de ser la cuidadora de su hermana. Su sincera súplica hizo que Beth y Ellie reconsideraran su insistencia en mantener a su madre fuera de un entorno de cuidado profesional.

Empatizo con el deseo de una familia de ser leal a sus seres queridos. En este caso, Beth y Ellie no querían sentir que su madre sería olvidada, no querían sentir que la "pondrían en un retiro", que viviera el

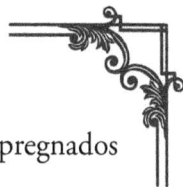

resto de su vida aislada y sola. Pero sus temores estaban impregnados de una falta de educación sobre la enfermedad.

Primero, los pacientes con Alzheimer y demencia prosperan en entornos donde sus mentes están comprometidas, caso opuesto cuando los padres viven en casa, o en el caso de Anne, con su hermana. En la casa de Kathy, Anne pasaba la mayor parte de su tiempo en el sofá viendo la televisión, con poca estimulación y no fue una sorpresa que los síntomas de Anne estuvieran progresando.

En segundo lugar, muchas de las instalaciones de cuidado de ancianos de hoy día brindan atención de vanguardia, utilizando métodos basados en la evidencia y orientados a optimizar la salud del paciente. Todos hemos escuchado historias sobre instalaciones que descuidan o abusan de los residentes, pero puede evitarlos sabiendo qué buscar. En su mayor parte, no hay mejor ambiente para una persona que sufre de enfermedad cerebral, tanto en términos de tratamiento como de seguridad, que un centro de cuidado de ancianos con un personal bien capacitado.

La resistencia de Beth y Ellie fue en última instancia un reflejo de su propio miedo a abandonar a su madre. Desafortunadamente, su lealtad había creado una situación potencialmente peligrosa, necesitándose de un incidente crítico para que se dieran cuenta de que su madre necesitaba estar en manos de profesionales.

OTRAS REFLEXIONES:

Anne que se pierde mientras toma Kibbles a pasear es un ejemplo de deambulación, uno de los comportamientos más comunes que se observan con la enfermedad de Alzheimer y las demencias relacionadas. Las personas con demencia deambulan por muchas razones, incluida la curiosidad, porque buscan compañía o simplemente como una forma de ocupar su tiempo. Deambular en sí mismo no es un

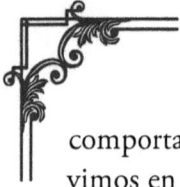

comportamiento negativo si se hace en un entorno seguro. Como vimos en esta historia, deambular puso a Anne en peligro porque pudo salir de la seguridad de su hogar y luego no pudo comunicar quién era o dónde se suponía que debía estar.

En esta historia, también fuimos testigos de algunas de las intensas emociones que sienten los miembros de la familia al lidiar con los comportamientos y síntomas de la enfermedad. La ira y la frustración son muy comunes y estas emociones suelen ser una respuesta inconsciente a no saber cómo manejar una situación, y / o miedos asociados con la pérdida del ser querido. Los miembros de la familia también pueden negar la existencia de la enfermedad y sus síntomas; de nuevo, un mecanismo para hacer frente a la incertidumbre de la situación.

Los miembros de la familia también pueden sentirse culpables por entregar el control de la atención de su ser querido a los profesionales. A pesar de que pueden saberlo lógicamente, puede ser difícil para ellos aceptar emocionalmente que los cuidadores capacitados pueden proporcionar la seguridad y la estimulación que permitirán que su ser querido prospere.

La atención es el proceso conductual y cognitivo de concentrarse selectivamente en un aspecto particular de la información, ya sea considerada subjetiva u objetiva, mientras se ignora otra información perceptible.

William James (1890) escribió que "La atención es la toma de posesión por parte de la mente, en forma clara y vívida, de uno de los que parecen varios objetos o serie de pensamientos simultáneamente posibles".

Es la capacidad de permanecer enfocado, así como la capacidad de iniciar, mantener y detener una tarea. La atención nos permite mantenernos en el buen camino con una tarea o actividad a pesar de las

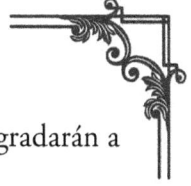

distracciones. Sin embargo, todas estas habilidades se degradarán a medida que la demencia progresa.

Una persona con demencia, por lo tanto, puede ser fácilmente desviada o distraída. Perder la capacidad de mantenerse enfocado puede hacer que la vida cotidiana sea más difícil y también presentar situaciones inseguras como deambular.

PUESTA DE SOL

"Porque si uno bebe mucho de una botella marcada como 'veneno', es casi seguro que tarde o temprano no estará de acuerdo con uno". ~ Alice

Las aventuras de Alicia en el país de las maravillas por Lewis Carroll

El término "Puesta del Sol" se refiere a un **estado de confusión que ocurre al final de la tarde, abarcando hasta la noche**. La puesta del sol puede causar una variedad de comportamientos, como confusión, ansiedad, agresión o ignorar las instrucciones.

Según varios datos, las tasas generales de Puesta de Sol entre los pacientes con la Enfermedad de Alzheimer u otros tipos de demencia oscilan entre el 2,4% y el 66%. Gallagher-Thompson y asociados informaron que, por la puesta del sol, la prevalencia es tan alta como el 66% y entre los pacientes que viven en casa.

~Jonathan Graff-Radford, M.D.

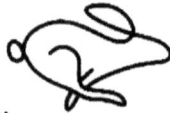

....

"Tienes que llevarme a buscar la casa", escuchó Steve por teléfono.

Era Jack, su padre, quien llamaba todas las noches a las 5:00 p.m. y

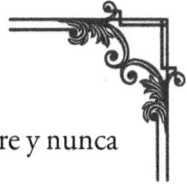

sonaba asustado. Steve no sabía a qué casa se refería su padre y nunca le preguntó.

Papá se confundía un poco de vez en cuando, pero estaba bien, pensó Steve.

El resto de la familia empezó a estar en desacuerdo, especialmente la hermana menor de Steve, Alice, quien insistió en que Jack ya no debería vivir solo.

Alice había estado investigando los síntomas del Alzheimer y explicó que la agitación y la confusión que su padre experimentaba todas las noches se llamaba Puesta de Sol. Ella había investigado instalaciones locales de cuidado de ancianos y le dijo a Steve que viviendo en uno podría mejorar la calidad de vida de su padre.

Steve no quiso escuchar. Su padre, nacido durante la depresión, había sido internado en un orfanato a los ocho años. Para los hombres de la época de Jack, la institucionalización era sinónimo de abandono. De hecho, Jack le había dicho una vez a su hijo: "Prefiero que me pongas una pistola en la cabeza y aprietes el gatillo que ponerme en una de esas casas".

Steve se mantuvo firme. "Sé cómo cuidar a mi propio padre", dijo.

Pero los comportamientos de Puesta de Sol solo empeoraron. Steve comenzó a recibir llamadas del gerente del restaurante local Hooters, quien se quejó de que Jack les pedía cita a las jóvenes camareras.

"¿Cuántos años tiene tu papá?", Preguntó el gerente.

"Tiene 84 años".

"Bueno, cuando está en nuestro restaurante actúa como si tuviera 24 años. ¿No puedes mantenerlo en casa?"

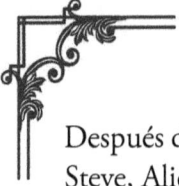

Después de la cuarta llamada del gerente de Hooters, la hermana de Steve, Alice, volvió a mencionar el tema.

Steve se mantuvo obstinadamente opuesto. "Papá no necesita ir a un hogar de ancianos. Seguiré poniéndolo en orden", dijo.

No fue hasta que Jack desapareció durante dos días, y los oficiales de policía lo encontraron durmiendo en su automóvil en el estacionamiento de Hooters, entonces Jack accedió a obtener ayuda.

Alice encontró una oportunidad en un centro local de cuidado de la memoria. Sin embargo, Steve creía que su padre pertenecía a un centro de vida asistida menos restrictivo, y veía a su padre con un desempeño mucho mejor que el resto de los residentes en esa unidad de cuidado de la memoria.

"No puedo poner a mi papá allí con esos locos, morirá", dijo Steve.

Afortunadamente, el administrador del centro de cuidado de ancianos fue vocal en su creencia de que Jack necesitaba estar en el cuidado de la memoria. El administrador le pidió a Steve que hiciera un recorrido por las instalaciones. Steve se sorprendió al ver que los residentes parecían felices; la instalación incluso se sentía como en casa.

Steve finalmente admitió colocar a su padre en el cuidado de la memoria.

Cuando visitó a su padre dos semanas después, Steve se sorprendió al escuchar lo bien que su padre se estaba adaptando (aparte de los dos incidentes donde invitaba a las camareras a salir).

De hecho, durante la visita de Steve, Jack estaba tan involucrado en la actividad artística y artesanal de la instalación que apenas reconoció a su hijo.

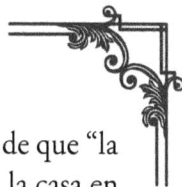

A través de conversaciones con el personal, Steve se enteró de que "la casa" que su padre había estado tratando de encontrar era la casa en la que vivía antes de ser colocado en el orfanato. Jack ya no hablaba de tratar de encontrar "la casa", ahora alardeaba de su nueva tarea en las instalaciones: barrer el patio trasero, lo que hacía rápidamente todas las noches a las 5 p.m.

Otras reflexiones:

Puesta del Sol se refiere a un conjunto de comportamientos, en los que la persona con demencia está desorientada y confundida, que generalmente ocurre al final del día (aunque los comportamientos en realidad pueden ocurrir en cualquier momento). La persona que sufre de la Puesta del Sol puede experimentar cambios dramáticos en la personalidad y comportamientos, incluyendo el ritmo al caminar, la deambulación, desconfianza, la desorientación, la confusión y la agitación. La persona puede ser exigente y combativa, o gritar sin razón aparente. Las causas y los desencadenantes de la Puesta del Sol no se entienden claramente.

Otro comportamiento común ilustrado en nuestra historia Puesta del Sol es la de escaparse, que es diferente a la deambulación (que vimos en un capítulo anterior) en que la persona tiene un destino específico en mente y está decidido a encontrarlo. Por lo general, buscan salir de su entorno actual y tienen un propósito o agenda para llegar a algún lugar. Es muy común que una persona con demencia quiera encontrar un cónyuge fallecido que cree que está preocupado por ellos. Una persona que exhibe comportamientos de Puesta del Sol, puede ser implacable en su búsqueda, incluso pueden creer que están siendo retenidos en contra de su voluntad y consiguiendo enojarse, sentirse ansiosos y / o agresivos.

Lo más importante a reconocer sobre la Puesta del Sol es que los comportamientos y síntomas son parte de la enfermedad y no el

31

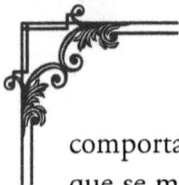

comportamiento intencional de la persona. Los comportamientos que se muestran cuando una persona está en Puesta del Sol, generalmente se pueden manejar de manera efectiva con la ayuda de un profesional capacitado.

En una persona con un cerebro sano, todos los poderes de pensamiento como la memoria y el razonamiento trabajan juntos para definir un entorno que la persona entiende, lo que le permite funcionar de manera efectiva en el mundo. En las personas con demencia, esos poderes del pensamiento se reducen, creando un mundo que se vuelve cada vez más abrumador y menos capaz de darle sentido.

La persona pierde su razonamiento de cómo manejar las situaciones y reacciona en función de cómo una situación particular le afecta emocionalmente. La agitación, la ansiedad, el miedo, la agresión y la ira son ejemplos de algunos de los comportamientos comunes que surgirán como resultado.

La Caja de Píldoras

"La imaginación es la única arma en la guerra contra la realidad.
Todos estamos locos aquí. Estoy loco. Estás loco." ~ El gato de
Cheshire.

"¿Quién eres?", Dijo la Oruga.
Esta no fue una apertura alentadora para una conversación.
Alice respondió, con bastante timidez: "Yo, apenas lo sé señor,
en este momento, al menos sé quién era cuando me levanté
esta mañana, pero creo que he cambiado varias veces desde
entonces".

Las aventuras de Alicia en el país de las maravillas por Lewis Carroll

La Afasia se refiere a la **pérdida del lenguaje hablado o la comprensión del habla, las habilidades de lectura y escritura** debido al daño cerebral que se debe a la neuropatología, por ejemplo, la enfermedad de Alzheimer. Es causada por el deterioro del tejido neural acompañado de deterioro conductual y funcional, incluidas las capacidades de comunicación.

A medida que la enfermedad de Alzheimer y otras demencias relacionadas destruyen las células cerebrales, un síntoma significativo, conocido como "Afasia", **está perdiendo la capacidad de hablar y entender el habla.** La Afasia empeora a medida que la enfermedad progresa. Se hace más difícil recordar las palabras correctas y procesar lo que otros están diciendo.

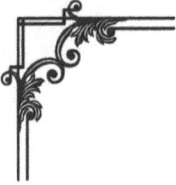

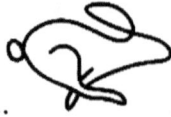

Me estacioné frente a la casa de Harvey y Darlene, en la parte más antigua de Red Bluff, deteniéndome por un momento para reponerme. Tuve que cambiar a mi mejor expresión facial.

Esta no fue una evaluación ordinaria. No iba a entrar como Lisa Skinner, la asesora de cuidado de ancianos. Me hacía pasar por una amiga de la hija de Darlene, Carly, que me había llamado para ayudar con su padre. En nuestra conversación telefónica, Carly dijo que su padre estaba como "no conectado con el mundo real" y "no podía hacer nada por sí mismo".

No quería que Harvey supiera que estaba siendo evaluado por un profesional, así que le pedí a Carly que me presentara como amiga. Mi plan era tener una conversación casual con él, a pesar de que había preparado preguntas para evaluar su capacidad cognitiva.

Carly abrió la puerta y me llevó a la cocina donde Darlene estaba parada en el mostrador con una copa de vino, y Harvey estaba sentado en la mesa de la cocina.

"Mamá, papá, esta es Lisa...", dijo.

Harvey intervino: "Oh, debes ser la amiga de Carly que va ... hacia algún lugar ..."

Esta fue la pista número uno. Carly le había dicho a su padre que me detendría de camino al Festival de Shakespeare en Ashland, Oregón, al que mi esposo y yo asistíamos todos los años.

Harvey no recordaba a dónde iba, pero recordó que la amiga de

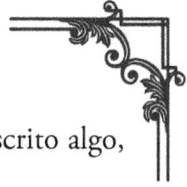

Carly pasaría por allí. Alguien lejano de Carly había descrito algo, pero Harvey no podría retener tanta información.

Me senté a la mesa y le sonreí a Harvey. Noté un organizador de píldoras azul en el alféizar de la ventana marcado "M T W TH F".

Señalé y pregunté: "¿Qué es eso?"

"Eso es lo mío", dijo. "¿Qué hace?"

"Las cosas que pongo allí son las cosas que me mantienen vivo".

Darlene se rio. Miré hacia arriba para verla tomar un sorbo de vino en su boca.

Bastante temprano en el día para una copa de vino, pensé.

Recordé lo que Carly me había dicho sobre su mamá y su papá durante nuestra primera conversación. Su matrimonio había estado en las rocas antes de que Harvey comenzara a mostrar signos de Alzheimer. Ahora que su salud estaba en declive, se sintió atrapada.

Continué con Harvey, "Bueno, ¿cómo sabes dónde poner las cosas?"

No podía recordar la palabra para medicación, o lo que significaban las letras en el organizador. Pero me mostró cómo tomó una pastilla del frasco de prescripción y la puso en el compartimento más a la izquierda, y luego en el siguiente a la derecha, y así sucesivamente hasta que llegó al final.

"El viejo codificador lo hace bien, cada vez lo compruebo" intervino Darlene.

Me detuve un momento para reflexionar y de repente, la imagen

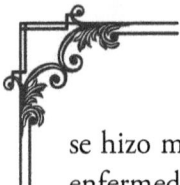

se hizo más clara. Darlene estaba resentida con Harvey porque su enfermedad la mantenía en un matrimonio infeliz porque su papel estaba cambiando a ser su cuidadora a tiempo completo. Darlene quería permanecer leal, pero la idea de tener que hacer todo por su esposo era desalentadora.

Carly por otro lado, estaba confundiendo la disminución de las habilidades verbales de su padre con una disminución de las habilidades cognitivas.

Esto tenía sentido en base a lo que ella me había dicho sobre su relación. Carly solía llamarlo para pedirle consejos sobre relaciones, finanzas, etc., pero ya no podía hacer eso debido a su declive verbal y echaba de menos poder hablar con él; ella estaba de luto por la pérdida del hombre con quien creció. Tal vez en su mente era más fácil pensar en él como si ya se hubiera ido, lo que explicaría aún más por qué lo describió como tan incapaz.

Continué mi conversación con Harvey y su familia, pero en cierto modo, ya había completado mi evaluación.

Le recomendé que Harvey se quedara en casa con Darlene y le di una lista de actividades para mantenerlo comprometido y le proporcioné una lista de comportamientos a tener en cuenta, para que supieran cuándo estaría comenzando a declinar.

La experiencia fue un recordatorio de la importancia de tener una evaluación objetiva realizada por un profesional. Carly y Darlene no estaban malinterpretando intencionalmente las señales, solo las estaban viendo a través de la lente de sus propias necesidades, miedos y deseos.

Los cambios que recomendé estaban orientados a mantener a Harvey lo más independiente posible, lo que, por supuesto, Darlene se sintió aliviada de escuchar.

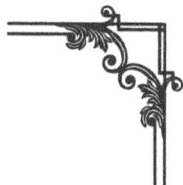

OTRAS REFLEXIONES:

Harvey sufría de Afasia, la pérdida de la capacidad de comunicarse. Hay muchos tipos de afasia, y puede presentarse de varias maneras (consulte el glosario para obtener una lista de tipos). La condición resulta del daño a los centros de comunicación del cerebro. La ubicación y el alcance del daño determinan el tipo de Afasia que está presente.

Durante mi evaluación, fue evidente que Harvey tenía un funcionamiento cognitivo muy alto. Entendió todo lo que se le decía, sin embargo, tuvo dificultades para encontrar la palabra correcta para usar y articular sus pensamientos. Por ejemplo, cuando le pregunté qué era el pastillero, no podía recordar el nombre correcto para él, a pesar de que obviamente conocía su función. Una persona con más deterioro cognitivo no sería capaz de reconocer lo que era una caja de píldoras, y para qué se usaba, como lo hizo Harvey.

Hubo muchas percepciones erróneas de los miembros de la familia en esta historia. Eso es natural y no es una reflexión negativa de los miembros de la familia. Todos tenemos puntos ciegos, incluida yo misma, por lo que no hay nada de qué avergonzarse. Encuentro que mis puntos ciegos se resuelven cuando busco la opinión de personas en las que confío, lo que a menudo significa consultar a profesionales.

Lo que nos conecta con otros en el mundo es nuestra capacidad de comunicarnos. Es la capacidad de obtener y dar información, así como de expresar nuestras necesidades y sentimientos. El uso del lenguaje es la forma más común de comunicación; sin embargo, hay muchas otras formas de comunicación que podemos usar de manera efectiva, como el lenguaje corporal, las expresiones faciales y los gestos.

La capacidad de comunicarse se pierde gradualmente con la demencia. El primer problema suele ser encontrar las palabras correctas

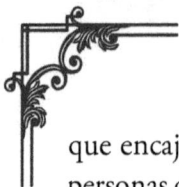

que encajen en lo que están tratando de decirte. No es raro que las personas con demencia sustituyan palabras cuando no pueden pensar en las palabras que pertenecen, o involuntariamente inventan algo (llamado confabulación). Más adelante en la enfermedad, una persona puede tener dificultades para expresar pensamientos e ideas. Sus cerebros pueden saber lo que quieren decir, pero pierden la capacidad de expresarlo. Esta disminución en la capacidad de comunicarse puede conducir a la frustración y los arrebatos emocionales.

Además, la capacidad de entender lo que se dice también disminuye. Las palabras se vuelven menos efectivas y, eventualmente, los esfuerzos para comunicarse se volverán más cortos y simples, y pueden limitarse a palabras y gestos individuales. Eventualmente, los cuidadores dependerán de las señales visuales y el tacto.

Al Pie de la Letra

"Si tuviera un mundo propio, todo sería una tontería. Nada sería lo que es porque todo sería lo que no es. Y al contrario, lo que es, no lo sería".

Las aventuras de Alicia en el país de las maravillas por Lewis Carroll

En una persona con enfermedad de Alzheimer, la paranoia **a menudo está relacionada con la pérdida de memoria**. Se puede agravar a medida que la pérdida de memoria empeora. Por ejemplo, la persona puede volverse paranoica si olvida dónde puso algo.

¿Qué etapa de la enfermedad de Alzheimer es la paranoia?

Los delirios (creencias firmemente sostenidas en cosas que no son reales) pueden ocurrir en **la etapa media a la etapa tardía de la enfermedad de Alzheimer**. La confusión y la pérdida de memoria, como la incapacidad de recordar a ciertas personas u objetos, pueden contribuir a estas creencias falsas.

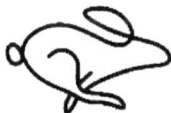

....

"No tomo esos comportamientos Al Pie de la Letra, algo más podría estar contribuyendo a ellos», dijo Donna.

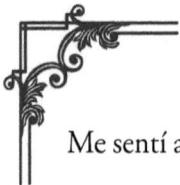

Me sentí aliviada. "Vaya, eso es lo que esperaba que dijeras", respondí.

Estaba tratando de colocar a Esther, una residente difícil por decir lo menos, en un nuevo hogar de cuidado residencial. Ella ya había sido rechazada por dos juntas y estaba preocupada.

Ester era una deambulante nocturna. En la instalación actual donde vivía, había entrado en las habitaciones de varios residentes en medio de la noche, aterrorizándolos. Continuamente recogía sus pertenencias y las escondía en diferentes lugares de su habitación.

También era lo que se conoce como pintora, y no porque solicitara un lienzo y acrílicos al personal. Varias veces en los últimos dos meses se había quitado el pañal y untado sus heces en la pared.

Sus cuidadores también informaron que era verbalmente combativa y que arremetía físicamente cuando el personal intentaba redirigirla.

La instalación donde vivía dijo que no estaba equipada para manejar sus comportamientos, por lo que el hijo de Esther me había llamado para encontrarle un nuevo hogar.

Donna, una experta en atención de la demencia que poseía seis instalaciones, vio lo mismo que yo al leer el archivo de Esther. Varios problemas podrían estar influyendo en sus comportamientos, además de la enfermedad cerebral.

Primero, a Esther le habían recetado un medicamento antipsicótico. Si bien el medicamento en sí no necesariamente habría causado los comportamientos, era posible que estuviera experimentando efectos secundarios desagradables y estuviera actuando así en un esfuerzo por comunicar su malestar.

En segundo lugar, Esther tenía antecedentes de infecciones del tracto

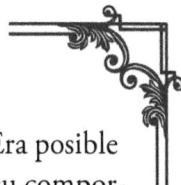

urinario y no había visto a su médico en varias semanas. Era posible que estuviera experimentando dolor por una infección y su comportamiento fue un intento de comunicarlo.

En tercer lugar, Donna y yo sabíamos que el personal de la instalación actual de Esther tenía muy poca capacitación en demencia. Además, para la mayoría del personal de atención en este centro en particular, el inglés no era su primer idioma, por lo tanto, era posible que una brecha en la comunicación y la capacitación estuviera aumentando la confusión y la frustración de Esther.

"Voy a aceptar a Esther", dijo Donna. "Honestamente creo que podemos cambiar algunos de estos comportamientos una vez que vuelva a ver a su médico y esté en el entorno adecuado".

Y eso es exactamente lo que hizo Donna. Antes de admitir a Esther en su centro, programó una cita con el psiquiatra y el médico de atención primaria de Esther. El psiquiatra ajustó los medicamentos de Esther, y resultó que tenía una infección del tracto urinario.

Dos semanas después fui a ver a Esther en su nuevo hogar. Entré en las instalaciones y comencé a preguntar por Esther, pero luego la vi y estaba sentada en el sofá de la sala de estar con otra residente; ambas tenían las manos cruzadas suavemente sobre sus regazos y observaban con calma a algunos de los otros residentes participar en un juego.

"En realidad lo está haciendo muy bien", dijo uno de los cuidadores. "Todavía tiene algunos problemas de incontinencia, pero no ha habido ningún vagabundeo nocturno, ni ninguno de los otros comportamientos con los que entró.

"Por el contrario" continuó, "Esther ahora tiene un problema propio". El cuidador describió cómo la nueva amiga de Esther, sentada al lado de su sala de estar y que ha tenido una buena vinculación con Esther,

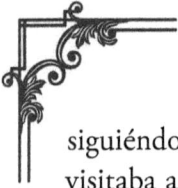

siguiéndola a donde quiera que fuera. El hijo de Esther también la visitaba a menudo, y parecía que lo pasaban bien cuando estaban juntos, dijo el cuidador.

Esta historia fue contada desde mi perspectiva como asesora profesional de cuidado de ancianos. Pero todos eventualmente nos encontramos en un lugar donde el comportamiento de un ser querido parece "difícil" o incluso "loco". La historia de Esther es un ejemplo de cómo debemos, con la ayuda de profesionales, buscar circunstancias atenuantes antes de sacar conclusiones sobre cómo manejar los síntomas.

OTRAS REFLEXIONES:

Esta historia demuestra varios comportamientos que son comunes con la demencia, incluida la agitación y la combatividad, caminar deambulando / por la noche, arrastrando, acumulando / coleccionando y "pintando".

Es importante entender que a medida que la enfermedad de Alzheimer continúa destruyendo la memoria y las habilidades mentales, también comienza a alterar las emociones y los comportamientos. Aproximadamente del 70 al 90 por ciento de los pacientes con Alzheimer eventualmente desarrollan síntomas de comportamiento.

La agitación es uno de los comportamientos más comunes que se observan con la demencia y se puede mostrar de varias maneras, incluida la inquietud, el ritmo al caminar, el miedo y / o en los cambios en el lenguaje corporal o las expresiones faciales. La agitación también puede escalar fácilmente a la agresión si no se responde adecuadamente.

Las personas que sufren de demencia exhibirán comportamientos dentro de una gama de extremos. Esto se debe a que el cerebro es atacado en diferentes lugares y a diferentes velocidades, por lo

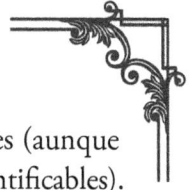

que los comportamientos de cada persona serán diferentes (aunque comúnmente se ven una variedad de comportamientos identificables).

Un comportamiento debe considerarse un problema si tiene un impacto negativo en la persona afectada o en otras personas a su alrededor. Los comportamientos pueden ser desencadenados por uno o varios factores contribuyentes, como problemas ambientales, sobrecarga sensorial, demasiado ruido o incluso la temperatura de una habitación. También podría ocurrir si una tarea es demasiado abrumadora o complicada. Asimismo, podría ser una razón física o emocional, como una desconexión de comunicación entre la persona y un cuidador.

Hay tantas razones subyacentes por las que una persona podría estar reaccionando. Lo importante es tener en cuenta que las reacciones, o comportamientos, son la única forma en que una persona con demencia puede comunicar que hay un problema que debe abordarse.

Dicho esto, es uno de los principios más importantes de este capítulo, Al Pie de la Letra es precisamente eso: tienes que tener cuidado de no tomar los comportamientos literalmente o apresurarte a juzgar sobre lo que los está causando. A través del proceso de eliminación se puede descubrir la razón subyacente.

Es igualmente importante recordarse a sí mismos que la mente de una persona con demencia se debilita continuamente y ya no puede manejar toda la información que está recibiendo, por lo tanto, causa una mayor confusión que produce entonces malestar e inseguridad, lo que desencadena los comportamientos que vemos que son comunes con el deterioro cognitivo.

Las habilidades de pensamiento normales nos permiten controlar nuestras emociones, ajustar nuestras respuestas, juzgar la diferencia entre un gran y un pequeño problema, pero con la demencia, esa capacidad se pierde gradualmente.

DEMENCIA CANINA

"No estoy loco; mi realidad es diferente a la tuya".
~El gato de Cheshire

Las aventuras de Alicia en el país de las maravillas por Lewis Carroll

La Demencia Canina es una condición relacionada con el enve-jecimiento del cerebro de un perro, que conduce a cambios en el comportamiento y afecta principalmente la memoria, el aprendizaje y la comprensión. Además, los signos clínicos de demencia se encuen-tran en el 50% de los perros mayores de 11 años. Se estima que **el 68% de los perros sufrirán de demencia a la edad de 15 años.**

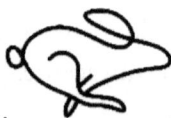

"¡Oliver!" "¡Oliver!", gritó mi esposo desde la puerta principal de nuestra casa.

Estaba tratando de que nuestro Cockapoo, de 16 años, saliera a ir al baño.

Pero Oliver simplemente se quedó allí, con un aspecto de ciervo en los faros. No sabía lo que se suponía que debía hacer. No siempre había sido así, por supuesto. Oliver había sido un perro inteligente, divertido y enérgico durante la mayor parte de su vida.

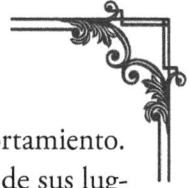

Recuerdo la primera vez que noté un cambio en su comportamiento. Estábamos en nuestra casa en Sierra Nevada, que es uno de sus lugares favoritos para ir porque creció allí, pero esta vez no parecía feliz, sino ansioso y en pocos minutos se levantaba de su cama y caminaba por la casa.

Durante el año siguiente, su confusión y ansiedad empeoraron. Lo llevé al veterinario y medio en broma le pregunté si los perros tenían demencia.

"De hecho sí, pero no lo llamamos así, sino Disfunción Cognitiva Canina", contestó el veterinario.

El veterinario dijo que no había mucho que pudiéramos hacer para tratar los síntomas de Oliver. Desde entonces, hemos estado haciendo todo lo posible para manejar su comportamiento. Algunas veces ha hecho del baño en la alfombra. Inicialmente pienso para mí mismo: "Él debería saberlo mejor", pero luego recuerdo que es la enfermedad la que causa los comportamientos y me digo: "No está tratando de ser un chico malo; está tratando de ser un buen chico, está tratando de complacernos".

Todos estamos familiarizados con el dicho "No patees al perro", o, en otras palabras, no descargues tu ira hacia alguien que está indefenso y no te lastimó intencionalmente, pero veo muchas "patadas de perro" en familias que lidian con la enfermedad de Alzheimer y otras enfermedades relacionadas con la demencia. Veo a los cónyuges actuando resentidos hacia sus parejas, como si culparan a sus parejas por contraer una enfermedad cerebral.

Estos cónyuges se encuentran en una posición difícil: cuidador de una pareja que ya no puede cumplir con su papel. La misma persona en la que confiaban para proporcionar seguridad y protección, ahora es infantil e indefensa. Lo importante es recordarnos tantas veces como sea necesario, que los comportamientos no provienen de la persona

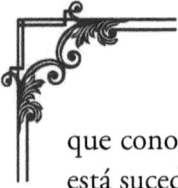

que conocíamos, sino es el resultado de la enfermedad y lo que le está sucediendo a su cerebro.

Si nuestro objetivo es apreciar el tiempo restante que nos queda con nuestros seres queridos, se requiere paciencia y comprensión. No es tan diferente de como tener un perro viejo que encharca la alfombra. A veces todo lo que puedes hacer es reír, perdonar y decirle que es un buen chico.

OTRAS REFLEXIONES:

¡Sí, los perros tienen demencia! No estaba tratando de ser gracioso o frívolo al incluir una historia sobre el trastorno cognitivo K-9 en este libro. No me gustaría disminuir la experiencia de nuestros amigos y seres queridos que sufren de enfermedades cerebrales. Pero sí quiero crear conciencia sobre algunos de los síntomas asociados con la demencia, independientemente de si son exhibidos por personas o nuestras mascotas.

Muchos de nosotros consideramos a nuestras mascotas familia, por lo que puede ser doloroso verlas declinar mentalmente también. El deterioro cognitivo en los perros es similar a lo que vemos en las personas. La disfunción cognitiva canina afecta principalmente la memoria, el aprendizaje y la comprensión. La función cerebral se ve afectada por los cambios físicos y químicos que ocurren con el proceso de envejecimiento. En los perros, no hay disposición de raza. La edad del perro es el mayor predictor.

Los perros afectados por la disfunción cognitiva canina pueden exhibir los siguientes síntomas / comportamientos: deambular y caminar, actuar "aturdidos" o mirar al espacio, perderse en lugares familiares, confusión general y desorientación, estar inquieto sin razón aparente, no responder a las órdenes que alguna vez conocieron y volverse retraídos o desinteresados en las actividades diarias.

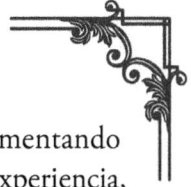

No dude en llevar a su mascota a un médico si está experimentando síntomas similares. Estoy agradecida de que, gracias a mi experiencia, he podido ayudar a familias que enfrentan enfermedades cerebrales, y me haya permitido reconocer síntomas similares en Oliver. Estoy igualmente agradecida de que el veterinario de Oliver haya sido educado en cómo manejar el trastorno.

Si tiene un perro, probablemente odie pensar en cosas negativas, como las señales de que su perro puede estar teniendo demencia. Pero parte de ser un buen dueño de mascotas es reconocer que nuestras mascotas se enferman y envejecen. Y cuanto más podamos aprender sobre todo lo anterior, mejor podremos cuidarlos.

La demencia del perro, también conocida como Síndrome de Disfunción Cognitiva Canina es muy similar a la enfermedad de Alzheimer en los seres humanos.

Si su perro lo tiene, puede comenzar a mostrar signos de confusión, ansiedad, apatía y otros problemas neurológicos. Pero por lo general no hasta que son mayores.

Estaciones de Vida

"¿Qué quieres decir con eso?", Dijo la Oruga, de manera contundente. "¡Explícate!"
"No puedo explicarlo, tengo miedo, señor", dijo Alice, "porque no soy la misma, ves".

Las aventuras de Alicia en el país de las maravillas por Lewis Carroll

Únete a su realidad

La demencia, una vez que se ha diagnosticado oficialmente, **no desaparece**, pero los síntomas pueden aparecer y desaparecer, donde la afección consigue manifestarse de manera diferente según la persona. Los síntomas y signos de la enfermedad de Alzheimer o demencia progresan a diferentes ritmos. Hay diferentes etapas, pero nunca "desaparece".

Decir la verdad podría ser cruel

Entonces, cuando escuchamos sobre el uso de falsedades terapéuticas para mentirle a alguien con demencia, puede parecer cruel y equivocado al principio, pero siempre apegarse a la verdad especialmente sobre un tema emocional o algo trivial, es más probable que le cause dolor, confusión y angustia a su adulto mayor.

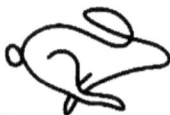

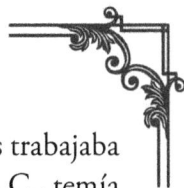

Durante aproximadamente un mes de duración, mientras trabajaba en un centro de cuidado de la memoria en Washington D.C., temía dar visitas familiares.

Tenía miedo de los gritos de Martha. No es que significaran una emergencia; Marta estaba a salvo y en buenas manos.

Tenía miedo de lo que pensarían las familias cuando escucharan sus gritos.

En medio de un recorrido a una familia que estaba considerando confiar en nuestro personal el cuidar a su ser querido, y luego desde detrás de una puerta cerrada, Martha gritaba como si estuviera siendo devorada viva por zombis. Intentaba tranquilizar a las familias de que sus gritos eran un comportamiento asociado con la enfermedad, pero nunca estuve seguro de si me creían.

Y la verdad era que no sabíamos qué le pasaba a Marta. Ella estaba físicamente sana aparte de su diagnóstico de Alzheimer, pero ella solo estaba tratando de comunicar algo, pero no sabíamos qué era.

Durante ese tiempo, había estado asistiendo a capacitaciones sobre nuevas estrategias de modificación del comportamiento basadas en la evidencia. Un enfoque emergente fue la colocación de estaciones de vida en unidades de cuidado de la memoria. Las estaciones de vida son estaciones de trabajo adornadas con accesorios para que los residentes jueguen con ellos y de esta manera mantener sus cerebros comprometidos, desencadenando recuerdos positivos de su pasado.

Muchos de nuestros residentes en la unidad de cuidado de la memoria habían sido madres que se quedaban en casa, así que establecí una estación de vida con una cuna, moisés, cambiador de pañales, una muñeca de niña y varios cambios de ropa.

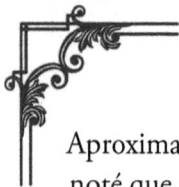

Aproximadamente una semana después de instalar la estación de vida, noté que no había escuchado a Martha gritar en mucho tiempo, así que le pregunté a uno de los cuidadores sobre ella.

"Martha es una persona completamente diferente, y puedes atribuirte el mérito de eso", dijo el cuidador. "Ella adoptó la muñeca bebé como propia, y nunca la deja fuera de su vista; no ha gritado desde entonces".

Muy a menudo, cuando hablamos de la enfermedad de Alzheimer, nos centramos en el efecto que tiene en la familia. Perder lentamente a nuestro ser querido por una enfermedad cerebral es una de las cosas más difíciles que enfrentaremos, pero hablamos como si nuestro ser querido ya se hubiera ido, como si ya no hubiera una persona en ese cuerpo que fuera consciente de su entorno y eso no siempre es cierto.

La enfermedad de Alzheimer es a menudo un doble golpe para los afectados. No solo pierden su capacidad de dar sentido a su mundo, sino también la capacidad de articular sus necesidades. Combine eso con un entorno cambiante y confuso, tiene sentido que una persona con enfermedad de Alzheimer actúe, lo que en el caso de Martha se manifestó con estos horribles gritos.

Martha estaba reaccionando a un entorno nuevo e incierto en el que ya no conocía su papel, pero se había identificado como cuidadora, como madre, durante tanto tiempo que la perspectiva de perder ese papel era abrumadora. Además, no sabía cómo articular su necesidad de tener un propósito, como el niño que no tiene las palabras para expresar su preocupación, lo mejor que podía hacer era gritar para pedir ayuda.

La estación de vida no solo saciaba la necesidad de Martha de nutrir sus instintos maternales, sino que la ayudó a hacer la transición a su nueva posición en la vida: la de una residente de Alzheimer que podía dejarse cuidar por el personal de cuidado.

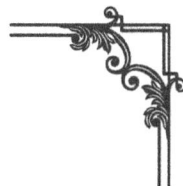

Otras reflexiones:

La historia de Martha es un excelente ejemplo de alguien cuyos comportamientos desafiantes fueron un intento de comunicar una necesidad, así que su ser querido puede exhibir un comportamiento desafiante diferente. Por ejemplo, algunas personas que sufren de Alzheimer o demencia se vuelven combativas durante las duchas y esto proviene de la falta de capacidad para la secuencia de tareas. La persona que sufre de una enfermedad cerebral cree que la ducha ha terminado e intenta comunicar su creencia tratando de evitar que termine la ducha.

Marta estaba tratando de comunicar una necesidad profundamente arraigada de ser maternal. Esto es muy diferente a alguien cuya enfermedad cerebral le impide reconocer la secuencia de tareas correctas, pero la similitud es que el individuo que sufre de la enfermedad percibe una necesidad y esta no tiene que tener sentido o estar arraigada con la realidad.

La lección que podemos aprender de Martha es que a veces se necesita una solución creativa para un problema, identificarse una actividad que satisfaga una necesidad, por lo tanto, permita que el comportamiento desafiante disminuya. Trate de involucrar a su ser querido en diferentes tipos de actividades, asegúrate de que estén a salvo.

La capacidad de hablar de su ser querido puede verse afectada, por lo que no podrá decirle si la actividad está funcionando, pero puede leer sus señales no verbales e identificar actividades que los tranquilicen visiblemente. Al experimentarse con actividades que disfrutan naturalmente, a menudo puede poner fin a los comportamientos desafiantes de su ser querido.

Gritar ocurre frecuente en personas con la enfermedad de Alzheimer y en cualquier etapa; sin embargo, sigue siendo un misterio por qué ocurre este comportamiento.

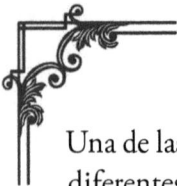

Una de las cosas que un cuidador puede hacer para ayudar, es evaluar diferentes situaciones que pueden haber desencadenado los gritos, valorándolo de la siguiente manera:

¿**Quién** estaba con la persona, o ausente cuando ocurrieron los gritos?

¿*Qué ayuda, empeora y/o acompaña durante el comportamiento?*

¿*Dónde ocurrió, por ejemplo, o hubo un evento particular asociado con él?*

¿*Cuándo ocurrió, como una hora específica, como la hora de acostarse, la hora del baño, el día o la noche?*

¿*Por qué ocurrió? Considerar razones físicas o ambientales para el comportamiento.*

¿*Qué están tratando de decirte?*

Es posible que no siempre se pueda determinar una razón o una causa, pero este proceso de eliminación de posibilidades también puede ser extremadamente útil.

Porque la demencia causa confusión y desorientación, lo que puede provocar profundos sentimientos de soledad o ansiedad, y tal vez interpretarse como una llamada de ayuda.

MARYANNE
DOBLAR. METER. REPETIR.

"¿Puedes hacer adición? ¿Qué es uno y uno y uno y uno y uno y
uno y uno y uno y uno y uno?"
—*La Reina Blanca*

Las aventuras de Alicia en el país de las maravillas por Lewis Carroll

¿Las personas con Alzheimer hacen cosas repetitivas?

Una persona con Alzheimer puede hacer o decir algo una y otra vez, como **repetir una palabra**, pregunta o actividad, o deshacer algo que acaba de terminar. En la mayoría de los casos, él o ella probablemente están buscando comodidad, seguridad y familiaridad.

Las personas con demencia demuestran comportamientos repetitivos porque pueden ser incapaces de recordar eventos o acciones recientes (pérdida de memoria a corto plazo). También pueden repetir palabras o gestos como un medio para calmarse. Los comportamientos pueden ser un intento de comunicar una necesidad o malestar físico.

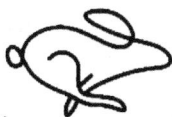

Mi suegra, Maryanne, de 83 años, estaba inquieta con un pañuelo de

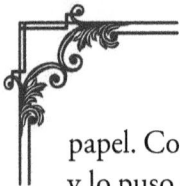

papel. Como solía hacer, lo dobló en un pequeño cuadrado ordenado y lo puso en su bolso. Momentos después lo sacó, lo abrió, lo dobló de nuevo y lo metió reiteradamente en su bolso.

Doblar. Meter. Repetir.

Ella se quedó con nosotros por el día mientras le dábamos un descanso a su cuidador habitual, mi cuñada.

Maryanne estaba sentada en el sofá de la sala de estar viendo The Andy Griffith Show.

Parecía pacífica, pero no duró mucho. Se incorporó de repente y visiblemente ansiosa.

"¿Sabe Marty dónde estoy? Será mejor que me lleves a casa, él va a querer su cena", dijo.

¿Realmente solo preguntó dónde estaba Marty?, pensé. Llevaba cuatro años muerto.

Fue difícil para mí escucharlo, incluso como especialista en el campo. Había estado ayudando a las familias a comprender las enfermedades cerebrales durante años, pero al igual que todos los demás, tendía a reaccionar emocionalmente cuando se trataba de mi propia familia.

Mi primer instinto fue corregir a Maryanne. Vi cuánto le dolía la inclinación por su esposo, y quise llevarla de vuelta a la realidad.

Pero yo lo sabía mejor, unirse a su realidad era la única manera de difundir el comportamiento.

"Sí, él sabe que estás aquí, acabo de llamarlo. Él sabe que te llevaré a casa pronto".

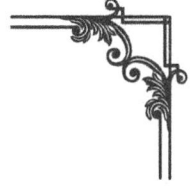

"¿Estás segura?" Dijo Maryanne.

"Sí, estoy segura".

"Bueno, está bien", dijo Maryanne. "Simplemente no quiero que Marty esté preocupado".

Volvió a ver The Andy Griffith Show. Un par de minutos después sacó el pañuelo: ¡Doblar!, ¡Meter!, ¡Repetir! parecía pacífica.

Me dolió mentirle a Maryanne, todavía duele cuando lo pienso hoy.

Pero corregirla podría haberle causado pánico. En su mente, su esposo estaba esperándola en casa y no hay nada o nadie podría haber hecho algo para convencerla de lo contrario. Hubiera sido como si estuviera escuchando la noticia por primera vez.

Cuando una persona está a la defensiva, como estaba Maryanne y si le hubiera dicho la verdad, no habría podido conectarse con nosotros a un nivel interpersonal. Decirle a Maryanne la verdad no habría hecho que ella "saliera" de su creencia. que Marty estaba vivo, era su realidad en ese momento. Al unirme a su realidad, alivié su preocupación y me aseguré de que continuaríamos teniendo una visita agradable.

El conflicto que sentí por aceptarle su verdad, fue un intercambio justo para su paz, aunque fuera solo temporalmente. Nunca volvería a ser "normal" pero habría momentos en los que ella estaría bien; donde todavía podíamos conectarnos. Esos fueron los momentos por los que trabajé.

OTRAS REFLEXIONES:

Como vimos en esta historia, las personas con demencia pueden parecer que están perfectamente bien en un momento, y en el siguiente

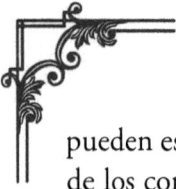

pueden estar ansiosas y separadas de la realidad. Este puede ser uno de los comportamientos más preocupantes con los que las familias deben lidiar. La dificultad proviene de no querer ver a nuestro ser querido incómodo, y de no saber cómo manejar un problema que solo existe en su mente.

Perder el contacto con la realidad es una progresión normal de la enfermedad, y esto se debe a que la memoria de corto plazo disminuye a lo largo del curso de la enfermedad. Puede pensar en la memoria a corto plazo como si estuviera conectada a una lámpara que se puede encender y apagar. En las primeras etapas de la enfermedad, el interruptor permanece encendido la mayor parte del tiempo, pero a medida que la enfermedad progresa, el interruptor a veces está encendido y a veces apagado. Al final, el interruptor se apaga permanentemente y la percepción de la persona puede estar completamente separada de la realidad.

Maryanne creía que su marido seguía vivo; es probable que su ser querido tenga una creencia falsa diferente. Recuerda que no importa lo que hagas, no puedes disuadir a la persona de su creencia, por lo que "unirse a su realidad" es el enfoque más efectivo. La esencia del enfoque es reconocer su realidad y luego desviar su preocupación.

En el caso de Maryanne, esto significaba reconocer que su esposo estaba en casa, pero explicarle por qué no había razón para preocuparse. La situación con su ser querido puede ser diferente, pero puede usar el enfoque de "reconocer y desviar" para difundir la situación.

Por último, Maryanne también exhibió comportamientos repetitivos. ¡Doblar!, ¡Meter!, ¡Repetir! Su ser querido puede repetir palabras, actividades, preguntas o historias.

También pueden caminar alrededor de una habitación. Este tipo de comportamientos son a menudo un mecanismo de afrontamiento

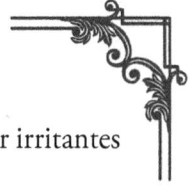

para lidiar con el estrés o el miedo. Es cierto que pueden ser irritantes para los miembros de la familia y sus cuidadores.

Haz lo que puedas para redirigirlos. Mientras los comportamientos sean seguros, eliminarlos no es una misión crítica.

Nuestros cerebros procesan la información de diferentes maneras; a través del pensamiento abstracto o a través del pensamiento concreto, y confiamos en estos procesos de pensamiento todos los días en nuestras vidas.

Según la Asociación de Alzheimer, "El pasado y el futuro se mantienen en orden por el poder de la abstracción. El tiempo es abstracto, ser capaz de pensar en el "Qué pasaría si" en nuestras vidas se basa en la abstracción. Los números y las direcciones son abstractos. Ser capaz de saber "dónde" y "cuánto" es parte de la abstracción, y las conexiones entre los miembros de la familia y los amigos son abstractas ... Al igual que los otros poderes del pensamiento, la abstracción disminuye con la progresión de la enfermedad. Esta capacidad se pierde temprano del padecimiento y significa que muchos de los conceptos en los que confiamos para vivir en este mundo ya no tienen significado para una persona que vive con demencia".

LLEVAR MAMÁ A CASA

"De los más de 6 millones de personas en los Estados Unidos que tienen la enfermedad de Alzheimer, el 70 por ciento permanece en casa, una opción que se ha demostrado que mantiene a las personas más sanas y felices y las ayuda a vivir más tiempo".
~Johns Hopkins Medicina

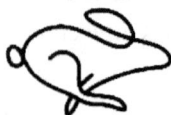

Ha sido difícil mantenerse conectado con los miembros de la familia durante la pandemia de COVID-19. Ya sea que cuide a un miembro de la familia en el hogar o se conecte con parientes en un hogar de ancianos, la pandemia y los mandatos de atención médica han hecho que el cuidado de las personas con demencia sea especialmente desafiante.

Las visitas personales se detuvieron repentinamente cuando llegó la pandemia de COVID-19. Las agencias federales y los gobiernos estatales emitieron directivas de quedarse en casa, y los centros de enfermería comenzaron a prohibir a los visitantes e introducir otras medidas de seguridad, como posponer los viajes, restringir las comidas comunitarias, las actividades grupales y suspender los servicios especializados de rehabilitación.

La familia Vassar tomó la decisión de llevar a mamá a casa.

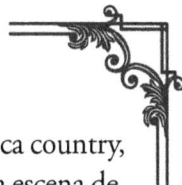

Phil Vassar es sin duda uno de los mejores artistas de la música country, un verdadero cantante y compositor. Phil hizo su debut en la escena de la música country a finales de la década de 1990. En 1999, fue nombrado por la Sociedad Americana de Compositores, Autores y Editores como Compositor Country del Año. A Vassar le gusta su carrera donde está ahora, como artista independiente con un catálogo de éxitos (10 sencillos No. 1 y 27 éxitos de los principales 40, como compositor y artista en general) que le permiten continuar como artista confiable que ofrecerá conciertos atractivos mientras continúa recorriendo el país.

Phil y sus dos hermanas accedieron amablemente a compartir la historia de su familia y de su madre, Dianne, quien fue diagnosticada con la enfermedad de Alzheimer hace unos cinco años. Es una historia conmovedora de la devoción inquebrantable de una familia hacia su madre y lo que los llevó a tomar la decisión con respecto a su cuidado como resultado de la pandemia de COVID-19.

"Hola mamá, ¿cómo estás hoy? ¿Tienes tu café?", preguntó Phil cuando inició sesión en FaceTime para una videollamada con su madre, como lo hacía todos los días.

Su madre vivía sola en Lynchburg, Virginia, donde él y sus dos hermanas crecieron en un hogar muy amoroso. Phil y su madre disfrutaron de sus cafés diarios a través de FaceTime, pero también fue la forma en que pudo controlarla desde su diagnóstico de Alzheimer. Dianne tenía ahora poco más de 70 años y había estado olvidando cosas notablemente, lo cual era inusual en ella.

Una de sus hermanas, que vivía cerca de su madre en Lynchburg, la llamaba o visitaba todos los días también. Su otra hermana llamaba desde su casa en Florida y también para visitarla, asegurándose de que estuviera bien. Como familia, esta era la forma en que colectivamente habían decidido monitorearla mientras ella continuaba viviendo sola después de su diagnóstico. En ese momento, ella todavía era muy

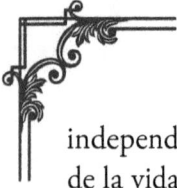

independiente y no necesitaba ninguna ayuda con sus actividades de la vida diaria, aún.

Su madre siempre había sido su roca, y los tres se preocuparon por la cantidad de horas no contabilizadas del día cuando uno de ellos no la visitaba o hablaba con ella por teléfono. Acordaron que implementarían un plan alternativo una vez que creyeran que había llegado a esa etapa en su enfermedad de Alzheimer.

Durante los siguientes años que Dianne vivió sola, Phil haría que ella se quedara con él en Nashville durante algunos meses. Ella realmente disfrutó de estas visitas y también pudo ver a sus cinco nietos que igualmente vivían en Nashville. A Dianne le encantaba estar cerca de sus nietos y ser parte de sus vidas, era algo que ella realmente atesoraba. Todos juntos pasaron un tiempo maravilloso y muchos de los amigos de Phil visitaban a Dianne mientras ella estaba allí. ¡Ella era amada y adorada por todos!

Cuando estaba de vuelta en casa en Lynchburg, tenía un círculo cercano de amigos que se reunían regularmente. Iban a almorzar, o a una variedad de actividades sociales, como salir a caminar.

Luego, la pandemia COVID-19 presentó su feo rostro y cambió nuestras vidas tal como la conocíamos, especialmente para aquellos que sufrían de la enfermedad de Alzheimer y la demencia. Dianne ya no podía socializar con sus amigos, se aisló y cada vez más se volvió una persona solitaria.

Parecía retraerse y perder su vitalidad, y regularmente expresaba a su familia que era extremadamente infeliz.

"Ya no quiero vivir así", les decía.

La familia también comenzó a notar los signos obvios de que la

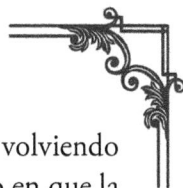

enfermedad de Dianne estaba progresando. Ella se estaba volviendo cada vez más olvidadiza y fácilmente agitada. Un ejemplo en que la familia compartió fue cuando Dianne estaba en la casa de su hijo para ver un partido de fútbol americano universitario. Aproximadamente una hora después de ver el juego juntos, Dianne entró en la sala de estar y preguntó a qué hora estaba el juego. Phil la miró desconcertado. ¡Honestamente, no recordaba que lo acababan de ver!

También comenzó a olvidar cuándo había comido y posteriormente preguntaba a qué hora iban a comer. Otro desarrollo fue con su dificultad con las conversaciones. Dejaba de hablar antes de terminar una oración o no podría encontrar la palabra correcta para usar en una oración. El médico les informó que su madre había desarrollado Afasia, que es la pérdida de la capacidad de entender o expresar el habla, causada por el daño cerebral debido a la enfermedad de Alzheimer.

También había señales de que Dianne no se estaba cuidando adecuadamente cuando estaba de vuelta en su casa sola en Lynchburg. Durante una visita, una de sus hijas notó que los únicos alimentos que estaban en la cocina de su madre eran jugo de naranja, cerveza, helado, sopa y salsa de tomate. También notó que en el baño de su madre había una nueva colección de aproximadamente 15 botellas de champú diferentes y aproximadamente el mismo número de diferentes de lociones.

Estas eran las señales que todos habían estado observando, y la familia Vassar decidió que era hora de considerar otras opciones de vida: vivir sola ya no era una opción segura o viable para su madre.

Una de sus hijas trajo a colación el tema de un centro de vida asistida, preguntándole si estaría dispuesta a visitar uno. Bueno, ¡le tomó menos de cinco segundos responder a esa sugerencia!

Dianne dijo: "No hay absolutamente ninguna manera de mudarme a uno de esos lugares y vivir el resto de mi vida sola y aislada".

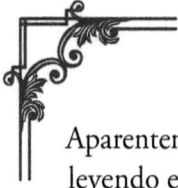

Aparentemente, Dianne se mantuvo informada viendo la televisión y leyendo el periódico, por lo que estaba al tanto de los informes que, durante la pandemia de COVID informaban que las instalaciones de vida asistida y los hogares de ancianos se vieron obligados a poner fin a todas las visitas de los miembros de las familias.

Se vio representada en ese escenario y decide que no iba ser parte de ello. Entonces, ¡esa opción estaba fuera!

Estadísticamente, alrededor del 50% de las personas con enfermedad cerebral son conscientes de que tienen la enfermedad y saben que está causando cambios en sus cerebros. Dianne ha sido consciente de su condición desde el principio, cuando comenzó a olvidar cosas, y a menudo le dice a la gente que su cerebro ya no funciona bien, lo que lamentablemente le causa una tremenda frustración.

En una conversación solo con su madre, Phil le mencionó que él y sus hermanas creían que vivir sola ya no era una opción para ella y ella le preguntó, qué le gustaría hacer. Él le dijo que les estaba rompiendo el corazón verla tan sola e infeliz. Ella le dijo que le encantaría mudarse a Nashville para vivir con él, así que lo hicieron realidad y de inmediato.

Una de nuestras canciones favoritas de las muchas que Phil Vassar ha escrito es " Bye Bye" (con su compañero compositor Rory Bourke) lanzada en 1998. Bye Bye" presenta a un personaje que al comienzo de la canción mira con admiración a su amante, diciéndole lo bien que se ve "parado en la puerta a la luz del atardecer". Pero luego ella le dice a su amante que se va porque está poniendo su "corazón y alma en juego" en la relación, mientras que él dice que necesita más tiempo para decidirse. Si recuerdas el video musical de esa canción, la protagonista se despide de su amante y se va en un Pontiac GTO convertible rojo del 67. (Jo Dee Messina)

Lo que atrajo a tantos fanáticos de la música country a esa canción fue

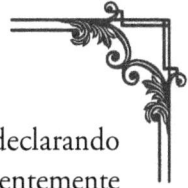

que el personaje estaba recuperando el poder de su vida y declarando un límite personal. Ella se estaba alejando en su GTO y valientemente diciéndole al mundo su verdad: que ya no estaba dispuesta a estar en una relación con un hombre que no podía saber lo que quería.

Hay poder en esos momentos en que nos damos cuenta de nuestro verdadero valor y tomamos medidas para vivir de una manera que refleje esos valores.

Escribir "Bye Bye" para Jo Dee Messina (con su compañero compositor Rory Bourke) ayudó a Phil a ganar el premio al compositor del año en 1999, y habla de la habilidad de Phil como compositor que fue capaz de escribir desde la perspectiva de un personaje femenino, una canción de éxito que trata sobre el empoderamiento femenino.

Su madre era la encarnación de ese empoderamiento y afortunadamente, todavía era capaz de expresar cómo quería vivir el resto de su vida. Muchos de los que sufren de demencia no son capaces de hacer eso. ¡Phil y sus hermanas están encantados con su decisión de mudarse a Nashville!

Nos gustaría terminar este capítulo con unas palabras del consumado poeta y compositor. Phil tuvo la amabilidad de compartir estos pensamientos con nosotros:

"Después de que la pandemia de COVID desmanteló nuestras vidas, mi madre vivía sola, tenía amigos y familiares con los que pasaba tiempo. Todo eso cambió después del COVID y sus consecuencias fueron mucho más grandes de lo que todos pensábamos.

Somos seres sociales y necesitamos interactuar con aquellos a quienes estamos cerca y nos importan, pero todo eso se esfumó después del COVID. Nuestra madre estaba extremadamente sola y se sentía completamente aislada al estar viviendo solitariamente

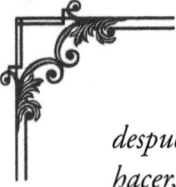

después de la pandemia, así que le preguntamos qué le gustaría hacer, y ella dijo que quería mudarse a Nashville para estar cerca de su hijo y sus 5 nietos.

Notamos que después de un período de estar sola todo el tiempo, ¡su perspectiva de la vida era muy sombría! Ahora está feliz. ¡No había duda en nuestras mentes de cuál iba a ser la decisión! Esta es nuestra madre, ella nos cuidó, ahora es nuestro turno de cuidarla.

La forma en que nos dijo que estaba sola y cansada de pasar toda su vida sola nos hizo reaccionar. ¡Fue tan emotivo! Sentí que nos estaba diciendo que la vida no valía la pena vivirla si iba a ser en soledad.

Entonces, mi familia hizo que la mudanza a Nashville sucediera y ella está muy feliz ahora. Ha hecho una gran diferencia en la calidad de su vida. Personalmente, lo correcto fue trasladar a nuestra madre a Nashville con nosotros para que no tuviera que estar aislada y encarcelada en su propia casa.

Su aislamiento se dio directamente por la situación de COVID. Creo que el aislamiento es como el confinamiento solitario… es un castigo, una tortura. La soledad es algo terrible, y no íbamos a dejar que eso le pasara a nuestra madre".

–Phil Vassar, hijo y compositor

OTRAS REFLEXIONES:

Como se evidencia en nuestro capítulo, el Covid-19 es el impacto número uno que la pandemia ha tenido en las personas con demencia en los centros de cuidado de la memoria, creando aislamiento y la soledad. Los estudios han demostrado que el aislamiento ha desencadenado una disminución más rápida de la salud cognitiva debido a la soledad y al no estar conectado con las familias.

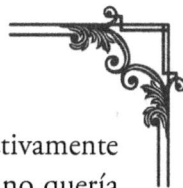

En la historia de Dianne, la familia tomó la decisión colectivamente basándose principalmente en el hecho de que la mamá no quería vivir el resto de su vida en total aislamiento y soledad debido al impacto del Covid, junto con los otros estados observados debido a la enfermedad. Debido a la propagación de Covid y lo que ocurre en hogares de ancianos y centros de cuidado de la memoria, la familia Vassar tomó la decisión correcta.

Si la familia hubiera estado discutiendo las opciones de atención antes de la pandemia, podrían haber considerado trasladar a Dianne a un centro donde pudieran visitarla regularmente y ella pudo haber estado más abierta a la idea si supiera que podía seguir viendo a su familia, pero fue el factor de aislamiento en las instalaciones de vida asistida causado por las restricciones de la pandemia que remodeló la forma en que veían sus opciones de atención y para ellos, mudar a la madre a casa era la mejor solución.

Hoy en día, las familias que enfrentan enfermedades cerebrales deben considerar los impactos del Covid al tomar decisiones sobre el cuidado de un ser querido. Algunas familias están optando por no trasladar a sus seres queridos a centros de atención debido al aislamiento y las restricciones pandémicas que han impuesto, más en aquellos que requieren atención adicional debido a una enfermedad cerebral.

Debido a la elección de las familias de no mover a sus seres queridos, todo el panorama del plan de atención se está alejando de los centros de cuidado de la memoria y la vida asistida. El cambio que estamos viendo es trasladar al paciente de Alzheimer al hogar de sus hijos adultos y a menudo, traer cuidadores para ayudar con la carga de trabajo adicional.

Al igual que el personaje de Jo Dee Messina en la canción " Bye Bye", nos encanta la historia de Dianne porque se trata de una mujer que encuentra su propio poder al expresar que probablemente prefería

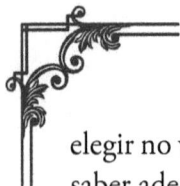

elegir no vivir, que elegir vivir una vida de aislamiento y soledad, sin saber además cuándo podría volver a ver a sus hijos y nietos.

También nos encanta cómo los hijos de Dianne mostraron su apoyo a la elección de su madre y esencialmente hicieron de Nashville la nueva base familiar. Desde que se mudó a Nashville, una hija se ha mudado allí para estar cerca de su madre y la otra hija también está considerando hacer lo mismo.

Esta historia ilustra un gran ejemplo de cómo una familia fue proactiva durante el curso de la enfermedad de Alzheimer. La familia Vassar tenía un plan para cada etapa de la misma, en lugar de ser reactivo, tomando decisiones y adaptaciones al ocurrir una crisis.

Cuando el cerebro está comenzando a fallar, el cuerpo en general parece ser menos capaz de tener la capacidad completa de responder y recuperarse a una enfermedad.

La evidencia hasta la fecha indica que los adultos mayores con demencia tienen un mayor riesgo de contraer COVID-19 que aquellos sin demencia y una vez infectados, tienen un alto riesgo de morbilidad y mortalidad relacionadas con la enfermedad.

Además, la evidencia indica que las personas con demencia tienen un mayor riesgo de infección viral. Una respuesta inmune deficiente a la infección coloca a las personas en un mayor riesgo de demencia.

Esta población es a menudo la primera en entrar y la última en salir de períodos estrictos y prolongados de aislamiento para prevenir la infección por COVID-19. Los estudios han demostrado que esta población tiene un riesgo extremadamente alto de empeorar los síntomas neuropsiquiátricos y trastornos graves del comportamiento como resultado directo.

COVID 19

"La reacción inicial de Alice después de caer por la madriguera del conejo es de extrema soledad. Atrapada en el aislamiento, se encuentra cayendo en monólogos que reflejan un yo dividido, confundido y desesperado".

Las aventuras de Alicia en el país de las maravillas por Lewis Carroll

Estudios recientes encontraron que **el aislamiento social** aumentó significativamente el riesgo de muerte prematura de una persona por todas las causas, un riesgo que puede rivalizar con los del tabaquismo, la obesidad y la inactividad física. El aislamiento social se asoció con aproximadamente un **50% más de riesgo de demencia.**

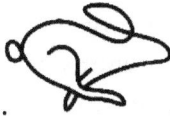

....

La pandemia de COVID-19 está teniendo un impacto devastador en las personas que viven con Alzheimer y sus cuidadores. La pandemia de COVID-19 y los posteriores cierres de centros de cuidado de ancianos han tenido efectos tremendos y peligrosos en todas las comunidades de Alzheimer a medida que el coronavirus persiste en su tercer año.

Los informes preliminares de los "Centros de Control y Prevención de Enfermedades" (Center of Disease Control and

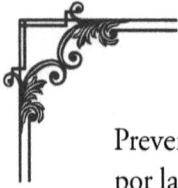

Prevention) indican que hubo al menos 42,000 muertes más por la enfermedad de Alzheimer y otras demencias en 2020 en comparación con el promedio de los cinco años anteriores al 2020. Esto es aproximadamente un 16% más de lo esperado.

~Asociación de Alzheimer.
Datos y cifras de la Enfermedad de Alzheimer de 2021.
Alzheimer Dement 2021;17(3).

El coronavirus ha impactado negativamente muchas vidas en nuestras comunidades, y una forma se debe al cambio de nuestras rutinas "normales". Para las personas que sufren de demencia o cuidan a alguien con demencia, el coronavirus puede ser devastador. Las personas con enfermedad de Alzheimer y demencia relacionada se encuentran entre los grupos más vulnerables de la sociedad debido al deterioro de las funciones físicas y cognitivas que conduce a una alta dependencia de los demás para la atención de sus necesidades.

La investigación de 2020 ha demostrado que las personas que sufren de demencia tienen un alto riesgo de contraer COVID-19 grave y también corren el riesgo de trastornos neuropsiquiátricos debido a las medidas de confinamiento y el aislamiento social. El aislamiento durante la pandemia es una carga pesada que debe enfrentarse, y muchos de los residentes en centros de cuidado de la memoria han soportado un tiempo prolongado a solas sin comprender completamente por qué.

Las personas que sufren de demencia sufren de pérdida de memoria y aumento de la confusión, por lo que apegarse a una rutina diaria regular es esencial para su cuidado. Sin embargo, cuando su rutina se interrumpe, a menudo tiene efectos en su comportamiento.

Esta interrupción en las rutinas ha acelerado los niveles de estrés en muchas personas con demencia. Debido a la pérdida de memoria, olvidar por qué no pueden ir a lugares causa más estrés reprimido,

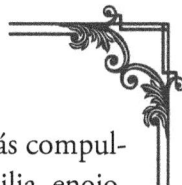

puede cambiar su ritmo diario, rasgarse la piel, salidas más compulsivas, más tristeza y soledad si no pueden estar con la familia, enojo por no poder hacer lo que quieren y una mayor frustración con recordatorios sobre el uso de máscaras, todo sin entender por qué. Las personas con demencia tienen problemas para comprender por qué las cosas han cambiado.

Los cuidadores deben asegurarles constantemente que están tomando medidas para asegurarse de que van a estar bien y centrarse en los aspectos positivos para no aumentar su ansiedad. Si bien la persona que sufre de demencia no siempre tiene la capacidad de comprender lo que está sucediendo, pudiendo también reaccionar a los niveles de estrés del cuidador. Además, pueden tener problemas de lenguaje y no ser capaces de recordar lo que significan las palabras o de articular lo que quieren decir, pero la memoria emocional es de larga data.

Algunos de los efectos generalizados de la pandemia de COVID-19 se han visto a través de una serie de encuestas y estudios realizados por la de "Estados Unidos Contra el Alzheimer LISTA-Alzheimer" (UsAgainstAlzheimer A-LIST) de la comunidad de Alzheimer, así como otras organizaciones, que incluyen personas que viven con la enfermedad, con cuidadores y sus seres queridos en el hogar, así como aquellos que viven en centros de atención.

"Estos hallazgos de la encuesta hablan del abandono que sienten los afectados por la enfermedad de Alzheimer y los trastornos relacionados, y cómo es inconcebible haber estado tan mal preparado", dijo Terry Fulmer, PhD, RN, FAAN y presidente de la Fundación John A. Hartford.

"Ya hemos visto los efectos devastadores del huracán Katrina, la super tormenta Sandy y ahora COVID-19 como ejemplos en los que las personas con Alzheimer y otras demencias, donde sus cuidadores se vieron obligados a valerse por sí mismos en los primeros días de las catástrofes".

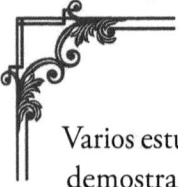

Varios estudios, resumidos en una revisión publicada en octubre, han demostrado que, en adultos mayores con demencia, los síntomas psiquiátricos causados por el aislamiento social están relacionados con trastornos neuropsiquiátricos y conductuales más graves. El aislamiento social combinado con la confusión en los residentes de hogares de cuidado con demencia puede resultar en una mayor agitación, aburrimiento y soledad que en los residentes sin demencia. Estas perturbaciones parecen surgir directamente de las restricciones sociales.

Además, la disminución de la vida social y el menor número de interacciones sociales en persona reportadas durante la pandemia de COVID-19 se asociaron con una menor calidad de vida, un incremento de la depresión y un aumento de las ideas suicidas. Las dificultades para acceder a los servicios, los trastornos del sueño y la reducción de la actividad física fueron solo algunos de los muchos impactos que también se observaron.

Los adultos mayores en general tienen un mayor riesgo de adquirir COVID-19. También lo son las personas con afecciones médicas crónicas, como enfermedades cardíacas, diabetes, enfermedades renales y enfermedades respiratorias. Ambos grupos están fuertemente representados entre los 1.3 millones de residentes de hogares de ancianos de la nación.

Esa concentración es una razón clave por la que casi el 40 por ciento de las muertes en Estados Unidos por COVID-19 han ocurrido entre residentes y personal de hogares de ancianos y centros de vida asistida, según el seguimiento de la Fundación Familia Kaiser. Con casi la mitad de todos los residentes de centros de atención a largo plazo que viven con la enfermedad de Alzheimer u otra demencia, las personas con la enfermedad se han convertido en uno de los grupos más desproporcionados y vulnerables del país, pero no es el único.

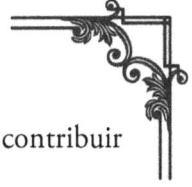

Varias condiciones en los hogares de ancianos que pueden contribuir y exacerbar la propagación de la enfermedad:

- Contacto físico frecuente entre los residentes y el personal
- Falta de personal
- Empleados que trabajan en múltiples instalaciones, lo que aumenta las posibilidades de exposición
- Residentes compartiendo habitaciones
- Traslados de residentes de hospitales y otros entornos
- Escasez de equipo de protección personal, como máscaras y batas
- Tasas de vacunación contra la COVID-19 rezagadas

Estos factores han hecho que los hogares de ancianos y las instalaciones de cuidado de ancianos sean caldo de cultivo potenciales para enfermedades virales y bacterianas, especialmente dados los problemas crónicos con el control de infecciones que son anteriores a la pandemia. Un informe de mayo de 2020 de la Oficina de Responsabilidad del Gobierno de los Estados Unidos encontró que 4 de cada 5 hogares de ancianos encuestados entre 2013 y 2017 fueron citados por deficiencias en la prevención y el control de infecciones, lo que llevó a los Centros de Servicios de Medicare y Medicaid en anunciar reglas más estrictas para las inspecciones de control de infecciones y su aplicación.

Debido al COVID-19, el incremento del costo en los hogares de ancianos se hizo evidente al principio de la pandemia, debido a que las instalaciones exigieron protocolos de control contra infecciones más estrictos, como pruebas, enmascaramiento, distanciamiento social, higiene de manos y uso adecuado del equipo de protección personal. Los hogares de ancianos literalmente cerraron sus puertas para frenar la entrada y propagación del coronavirus. También se establecieron límites estrictos a las visitas y se suspendieron las comidas comunales y otras actividades de los residentes.

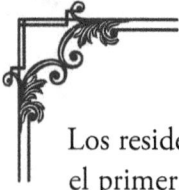

Los residentes y el personal de los hogares de ancianos estaban en el primer grupo prioritario para vacunarse cuando Estados Unidos comenzó a implementar sus vacunas COVID-19 a fines de 2020. A medida que aumentaron las vacunas, las infecciones y muertes por COVID-19, comenzaron a disminuir en la primavera de 2021 las restricciones se relajaron, particularmente para aquellos que están completamente vacunados. Sin embargo, COVID-19 sigue siendo una gran amenaza para los residentes y el personal de los hogares de ancianos, especialmente desde el aumento de la reciente variante Delta. Cientos de residentes continúan muriendo a causa del virus cada mes; aunque las precauciones permanecen.

El presidente Joe Biden ha ordenado que todos los hogares de ancianos que participan en los programas federales de Medicare y Medicaid deben exigir que sus trabajadores estén completamente vacunados contra COVID-19, aunque aún no se ha publicado una fecha límite.

Las pautas federales, sin embargo, no requieren que los visitantes de hogares de ancianos se vacunen contra COVID-19, pero sí sugieren que las instalaciones en áreas con tasas de transmisión de coronavirus medias o altas ofrezcan pruebas en el lugar donde sea factible o alienten a los visitantes a hacerse la prueba por su cuenta, para que las personas infectadas pero que son asintomáticas, no infecten a otros sin saberlo.

El Centro de Servicios Medicare también requiere que los hogares de ancianos informen a los residentes y sus familias o representantes si se confirma un caso de COVID-19 en el lugar dentro de un plazo de 12 horas. La información también debe informarse a los Centros para el Control y la Prevención de Enfermedades, y se compila en un conjunto de datos en línea donde puede buscar números de casos semana a semana y tasas de vacunación en instalaciones individuales.

Los hogares de ancianos están regulados por el gobierno federal, específicamente los Centros de Servicios de Medicare y Medicaid,

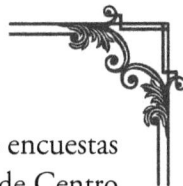

en colaboración con los estados. Las agencias estatales de encuestas realizan inspecciones de hogares de ancianos en nombre de Centro de Servicios Medicare para verificar que cumplan con las leyes y estándares federales en áreas como el personal, la higiene, el mantenimiento de registros, el cuidado y supervisión de los residentes. Las instalaciones deben considerarse conformes para ser certificadas por el Centro de Servicios Medicare y ser elegibles para los pagos de Medicare y Medicaid. Los encuestadores estatales también garantizan el cumplimiento de las leyes estatales, que con frecuencia van más allá de los requisitos federales.

A diferencia de los hogares de ancianos, la vida asistida y otras instalaciones de atención para personas mayores, como los hogares de internado y el cuidado, las instalaciones de cuidado de la memoria están reguladas por los estados individuales en lugar del gobierno federal. Por lo tanto, generalmente no están sujetos a supervisión federal. Por ejemplo, las reglas de Centro de Servicios Medicare sobre la divulgación de casos de COVID-19 a residentes y familias no se aplican a las instalaciones de vida asistida.

Muchos centros de vida asistida y otras comunidades de atención para personas mayores han implementado bloqueos y otras restricciones para combatir el COVID-19 que reflejan gran parte de la guía federal Covid-19 para los hogares de ancianos, incluidas las restricciones a los visitantes externos y las actividades grupales, y la detección regular de síntomas del personal.

El cierre de hogares, de instalaciones de cuidado, las órdenes de quedarse en casa y el temor a la infección por COVID-19 han significado poca ayuda para los cuidadores asistentes de salud en el hogar y los programas de Centros de Cuidados. Las necesidades de atención 24/7 requeridas para las personas que viven con demencia son abrumadoras y agotadoras. Los impactos físicos y emocionales han afectado a los cuidadores y a la atención que brindan.

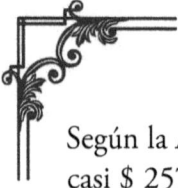

Según la Asociación de Alzheimer, los familiares y amigos gastaron casi $ 257 mil millones en atención no remunerada por parientes que viven con Alzheimer y otras demencias en el 2020. El cuidado a menudo incluye asistencia con una o más actividades de la vida diaria, incluyendo bañarse y vestirse, así como múltiples diligencias de la vida diaria, como pagar facturas, ir de compras y usar el transporte. Los cuidadores también brindan apoyo emocional a las personas con Alzheimer, así como la comunicación y coordinación de la atención con otros miembros de la familia y proveedores de atención médica, garantizando la seguridad en el hogar y en otros lugares, manejando las condiciones de salud.

Los cuidadores informan que brindar atención sin alivio se ha sumado a su ansiedad, agotamiento y sentimientos de incertidumbre. La pandemia de COVID-19 también ha afectado la salud física y emocional de quienes padecen las enfermedades. Los cuidadores han estado informando que sus pacientes con demencia se han deteriorado más rápidamente debido a los cierres y el aislamiento. Los seres queridos están más confundidos y agitados, y sus síntomas de demencia están empeorando.

La mayoría de las personas con demencia y que viven en entornos institucionales como hogares de ancianos o de cuidado, tienen altas tasas de infección, proporcionalmente iguales en centros de todo el mundo. Los entornos con estos convenios de vivienda facilitan la rápida transmisión del virus a medida que los residentes y el personal se congregan y viven muy cerca unos de otros.

Se ha demostrado que, debido al deterioro cognitivo y síntomas neuropsiquiátricos, es extremadamente difícil para las personas con demencia comprender y cumplir con los procedimientos de protección, como usar máscaras, mantener el distanciamiento físico adecuado, ignorar u olvidar las advertencias, y la incapacidad de seguir las medidas de auto cuarentena. Todos estos factores han contribuido

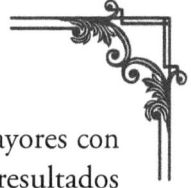

a un mayor riesgo de infección. Además, los adultos mayores con demencia tienen más probabilidades de experimentar resultados relacionados con el virus, incluida la muerte, que las personas que no tienen demencia.

El Wall Street Journal informó que a medida que COVID-19 devastó a los estadounidenses mayores al correr a través de hogares de ancianos e instalaciones de vida asistida, los brotes mortales agravaron la devastación de la enfermedad de Alzheimer y otras formas de trastornos cerebrales degenerativos que son comunes entre los residentes de edad avanzada de estas instalaciones. La tasa de mortalidad causada por el CORONA VIRUS es un 18 por ciento más alta que el promedio de las personas que sufren trastornos de enfermedades cerebrales en los últimos años desde que estalló la pandemia.

Esta noticia solo se había sumado al estrés y la preocupación de las familias con seres queridos que tienen enfermedades relacionadas con la demencia en hogares de ancianos u otros centros de atención.

La pandemia también ha mostrado un impacto significativo en todas las áreas de la vida de las personas mayores. Las comunidades donde atienen físicamente a las personas, como la vida independiente, la vida asistida y la vida asistida por el cuidado de la memoria, han experimentado una disminución considerable no solo en el censo, sino también en las referencias profesionales no remuneradas y las actividades futuras de grupos que realizan una tarea específica. Las restricciones que muchos estados han tenido que implementar para la visita comunidades de personas mayores han afectado el número de personas que consideran mudarse a viviendas comunitarias.

Según *Kaiser Health News,* "las personas de 65 años o más representan el 80 por ciento de las muertes por COVID-19 en los Estados Unidos, creando cierta vacilación o aplazamiento del interés de nuevas personas mayores en mudarse a este estilo de vida de las personas mayores.

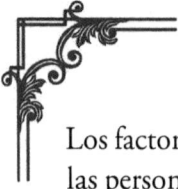

Los factores adicionales que ralentizan el interés general en la vida de las personas mayores incluyen limitaciones como no poder viajar en el sitio o usar una compañía de mudanzas; restricciones en las visitas familiares; y cobertura negativa nacional de la industria, entre otros".

Según las encuestas y las consultas año tras año, los centros de atención han disminuido un 22 por ciento, los tours han bajado un 45 por ciento y las mudanzas han bajado un 28 por ciento; sin embargo, a medida que las restricciones se están aliviando, las consultas están aumentando lentamente. Y, según el Centro Nacional de Cuidado para Personas Mayores (National Center for Seniors & Care), la ocupación de viviendas privadas para personas mayores en el 2020 cayó en el primer trimestre del 87.7% al 84.9% en el segundo trimestre. Gran parte de este impacto puede estar directamente relacionado con COVID-19. Es probable que la ocupación siga siendo más baja que en años anteriores, pero para los productos impulsados por la necesidad, como la vida asistida y la vida asistida por el cuidado de la memoria, el número total de residentes parece estar aumentando finalmente, aunque varía según la geografía.

Sin embargo, la vivienda para personas mayores ofrece muchos beneficios, como también sus familiares, especialmente durante COVID-19. El aislamiento y la falta de socialización tienen impactos cognitivos, mentales, emocionales y físicos negativos en las personas mayores y sus familias. Aunque COVID-19 ha reducido algunas actividades comunitarias, todavía brindan oportunidades de socialización, así como comidas nutritivas, servicios de transporte, atención y personal durante las 24 horas del día, cuidado personal individualizado y un entorno seguro.

Los Centros de Servicios de Medicare y Medicaid han actualizado sus pautas para las visitas en hogares de ancianos, teniendo en cuenta los esfuerzos de vacunación. Las restricciones a las visitas se han aligerado, generalmente permitiendo la mayoría de las visitas en interiores y

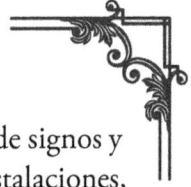

exteriores. Algunos de los cambios incluyen la detección de signos y síntomas de COVID-19 a todos los que ingresan a las instalaciones, incluidos aquellos que han tenido contacto cercano con alguien infectado por COVID-19 en los 14 días anteriores de su visita, incluso si el visitante ha sido vacunado. Las visitas al aire libre siguen siendo preferidas incluso si tanto el visitante como el residente han sido vacunados contra COVID-19. Las visitas en interiores deben limitarse cuando:

- Residentes que no han sido vacunados, si la tasa de positividad del condado COVID del hogar de ancianos es superior al 10% y menos del 70% de los residentes están completamente vacunados.
- Residentes con una infección por COVID-19, incluso si han sido vacunados.
- Residentes en cuarentena, aunque hayan sido vacunados.

Los Centros de Servicios de Medicare reconocen las dificultades que surgen con el aislamiento y la separación; por lo tanto, si el residente está completamente vacunado, puede optar por tener contacto cercano con sus seres queridos, si usa una máscara facial y se lava las manos antes y después de la interacción.

Las visitas de atención compasiva siempre deben permitirse, independientemente del estado de vacunación del residente, la tasa de positividad del condado o si hay un brote.

Durante y después de la pandemia, la implementación del apoyo del cuidador y la presencia de personal de enfermería especializada serán esenciales para brindar apoyo adicional a los adultos mayores con demencia y que mantengan la interacción social.

A medida que la pandemia ha causado estragos en nuestra salud mental y física, también está remodelando silenciosamente la forma

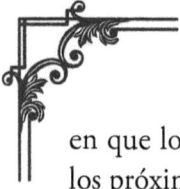

en que los estadounidenses enfrentarán la jubilación y la vejez en los próximos años.

Con el estimado del 40% de las muertes relacionadas con COVID en los Estados Unidos que ocurren en centros de atención, la enfermedad ha expuesto "lo sorprendente de cuán inadecuada es nuestra infraestructura y sistemas de atención" y "cuán esencial es el acceso a la atención domiciliaria", dice Aijen Poo, y aboga por los cuidadores.

"Verán mucho más enfoque de envejecer en el hogar y descubrir cómo cambiar los incentivos financieros para que eso funcione", dice Ezekiel Emanuel, vicerrector de iniciativas globales de la Universidad de Pensilvania. Desde entonces ha sido nombrado miembro del grupo de trabajo del presidente Biden sobre el Coronavirus.

Los programas basados en la comunidad se expandirán, incluido el Programa de Atención Integral para Ancianos, un servicio patrocinado por Medicare que actualmente está ayudando a 50,000 personas con necesidades tales como servicios médicos, guarderías, atención domiciliaria y transporte. El programa le cuesta a Medicare y Medicaid un promedio de alrededor de $7,000 por persona al mes, en comparación con el costo superior a $9,000 por persona para los hogares de ancianos.

Pinchas Cohen, decano de la Escuela Leonard de Gerontología de la Universidad del Sur de California, predice que los gobiernos federales o estatales ampliarán los programas, incluido uno bajo Medicaid, que pagan a algunos cuidadores familiares, generalmente un adolescente. En general, la cantidad depende de una evaluación de las necesidades de la persona mayor, así como del salario promedio de un asistente de atención domiciliaria en el estado y la región geográfica en la que se vive.

La tendencia de aumentar de pasar el envejecimiento en el hogar

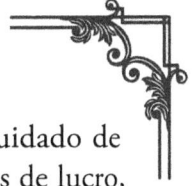

también favorecerá los programas más pequeños de cuidado de ancianos como el Proyecto Green House que es sin fines de lucro, iniciado por el Dr. Thomas y promueve la vida de las personas mayores en entornos cooperativos pequeños y hogareños. Unas 300 casas de este tipo en docenas de estados albergan hasta 12 residentes y generalmente cuentan con planos de áreas abiertas, grandes mesas de comedor, chimeneas y porches. Los datos recopilados por la Universidad de Carolina del Norte sobre el Proyecto Green House muestran que el 94% o más de los hogares certificados que brindaron atención de enfermería especializada, permanecieron libres de virus hasta el 31 de agosto de 2021.

Un alejamiento de los hogares de ancianos podría llevar a los estadounidenses a reconsiderar también otras formas de vivienda segregada relacionada con la edad, incluidas las comunidades de más de 55 años, predice Marc Freedman, presidente de Encore.org, una organización sin fines de lucro que trabaja para eliminar las divisiones generacionales.

La segregación por edad "no nos ha preparado bien para vivir vidas más largas", dice Freedman. Con relativamente poco contacto diario entre las generaciones más jóvenes y los ancianos, " no estamos preparados para cada etapa de la vida en la que nos movemos ". La segregación por edades, dice, fomenta la opinión de que el envejecimiento de la población es "un problema a resolver" en lugar de "un depósito de capital social, intelectual y comunitario".

El virus está trayendo un cambio radical, principalmente por "acelerar los desarrollos que ya están en marcha", dice el médico y empresario Bill Thomas. Por ejemplo, "el aislamiento de las personas mayores ha sido durante mucho tiempo un problema, pero COVID está centrando la atención en el tema y agregando urgencia" para abordarlo.

Otros desarrollos tal vez en el horizonte; por ejemplo, más personas

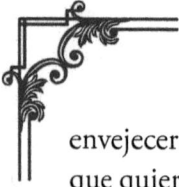

envejecerán en casa, que es donde la mayoría de los adultos dicen que quieren quedarse. Habrá un auge de innovaciones para mejorar la vida en años posteriores y con el COVID dándonos más razones para reflexionar sobre la mortalidad, planificaremos cómo queremos vivir y morir de manera más deliberada.

La pandemia está provocando un cambio muy necesario en la población para prepararlos al envejecimiento y contribuyendo a la vanguardia de soluciones innovadoras dirigidas a los adultos mayores que eligen envejecer en casa. Uno de los cambios más dramáticos en curso es el crecimiento de la telemedicina, impulsado por la decisión de Medicare desde marzo de ampliar el reembolso a los médicos por las visitas virtuales.

Dr. Katy Fike, gerontóloga y socia de Generator Ventures, una firma de capital de riesgo centrada en el envejecimiento, dice: "Los dispositivos portátiles y las pruebas de diagnóstico para uso doméstico proporcionarán a los médicos información clave, incluida la presión arterial y el peso de los pacientes, y allanarán el camino para un mejor monitoreo remoto del paciente".

Laurie Orlov, una consultora que se especializa en tecnología para adultos mayores, dice: "El próximo Centro de Cuidado de Amazon, será gratuito en la aplicación Alexa, utilizando tecnología de voz para notificar a un contacto de emergencia por si un usuario pide ayuda".

Algunas de las otras innovaciones que veremos se centrarán en el aislamiento. "Discover. Live, Inc." ofrece a las personas mayores viajes virtuales dirigidos por guías en transmisión en vivo. "Eldera, Inc." y "Table Wisdom" une a adultos mayores con niños que necesitan ayuda con la tarea y estudiantes nacidos en el extranjero que desean practicar inglés. "Silvernest Inc." empareja a los propietarios mayores con compañeros de cuarto que pagan el alquiler.

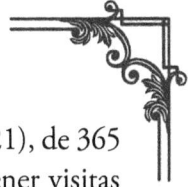

Según una encuesta realizada por Altarum este verano (2021), de 365 residentes de hogares de ancianos, solo el 5% informó tener visitas tres o más veces a la semana, frente al 56% antes de la pandemia, y el 76% dijo que se sentía más solo. La tecnología podrá ayudar a superar algunos de estos problemas; sin embargo, estará lejos de ser un sustituto del contacto humano que las personas necesitan.

Lamentablemente, con tantas personas muriendo de COVID-19, se proyecta que las muertes relacionadas con el virus reducirán la esperanza de vida agregada de los estadounidenses de 65 años en la actualidad en casi un año, según investigadores de la Universidad de Princeton y la Universidad del Sur de California. También es probable que los confinamientos relacionados con COVID igualmente reduzcan la esperanza de vida de aquellos que evitan o sobreviven al virus, dice Philip Pizzo, ex decano de la escuela de medicina de la Universidad de Stanford y director fundador del Instituto de Carreras Distinguidas de Stanford.

Además del daño físico a largo plazo que sufren algunos sobrevivientes de COVID, la pandemia está socavando nuestra capacidad de participar en actividades asociadas con una mejor salud y vivir vidas más largas, incluida la socialización, el ejercicio y la ayuda a los demás. "Estas variables son importantes en todas las etapas de la vida y particularmente para las personas en la mediana edad y mayores", dice el Dr. Pizzo.

No hay duda de que la pandemia del Coronavirus ha tenido un impacto en todos los que la han vivido y sin duda ha mejorado la noción de que la vida es corta, así como ha reforzado a muchos que lo que importa es encontrar significado y hacer lo que realmente nos importa.

El Alzheimer es una enfermedad muy gravosa, no solo para las personas con la enfermedad, sino también para sus familias y cuidadores

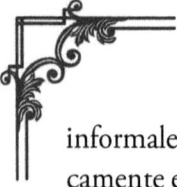

informales, donde el censo del Alzheimer ha aumentado más dramáticamente en los Estados Unidos que el registro de otras enfermedades en los últimos años. La enfermedad de Alzheimer no solo es responsable de la muerte de más y más estadounidenses, sino que también está contribuyendo a más y más casos de mala salud y discapacidad en los Estados Unidos y en todo el mundo.

OTRAS REFLEXIONES:

Cuando el cerebro está comenzando a fallar completamente, el cuerpo en general parece ser menos capaz de tener la capacidad completa de responder y recuperarse a una enfermedad.

La evidencia hasta la fecha indica que los adultos mayores con demencia tienen un mayor riesgo de contraer COVID-19 que aquellos sin demencia, y una vez infectados, tienen un alto riesgo de morbilidad y mortalidad relacionadas con la enfermedad.

Además, la evidencia indica que las personas con demencia tienen un mayor riesgo de infección viral y una respuesta inmune deficiente a la infección, coloca a las personas en un mayor riesgo de demencia.

Esta población es a menudo la primera en entrar y la última en salir de períodos estrictos y prolongados de aislamiento para prevenir la infección por COVID-19, pero tiene un riesgo extremadamente alto de empeorar los síntomas neuropsiquiátricos y trastornos graves del comportamiento como resultado directo.

CONCLUSIONES

"¿Sabes cuál es el problema con este mundo? Todos quieren alguna solución mágica a sus problemas, y todos se niegan a creer en la magia". ~ Lewis Carroll

Gracias por tomarse el tiempo para leer sobre algunas de mis experiencias con el Alzheimer y las enfermedades relacionadas con la demencia. No hay forma de evitar el conflicto de perder a un ser querido por una enfermedad cerebral.

Puede sentir que está perdiendo a su ser querido dos veces: una vez durante su deterioro cognitivo y otra vez con su desaparición física. Puede sentir que está perdiendo a alguien con quien solía contar y es posible que no sepas lo que vas a hacer cuando se hayan ido.

Saber que otros también han estado allí no hará que las cosas vuelvan a ser normales, pero puede hacer que su viaje sea menos desalentador. La mayoría de las personas que pierden a alguien que aman, quieren que las cosas vuelvan a ser como eran; cuando las cosas eran simples y cuando pasar tiempo con la familia lo era todo.

Las familias que describí en este libro encontraron pequeñas maneras de regresar a ese lugar especial, y tú también puedes. Puede que no sea la "normalidad" que recuerdas, pero puede ser una nueva normalidad. Todavía puedes disfrutar de la compañía de la persona que amas. Espero que las lecciones contenidas en estas historias puedan

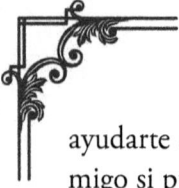

ayudarte a volver a ese lugar. No dude en ponerse en contacto conmigo si puedo ayudarles en el camino.

Sinceramente,
Lisa Skinner.

Materiales de Referencia

La siguiente es una lista de signos y síntomas asociados con comportamientos comunes de demencia. La enfermedad de Alzheimer y otras demencias afectan a las personas de diferentes maneras y cada persona experimentará los síntomas de manera diferente.

Agresión: los signos pueden incluir una actitud o comportamiento mental hostil o destructivo, como una acción perjudicial hacia otro. Los comportamientos agresivos pueden ser físicos, como golpear o empujar, o verbales, como hablar en tono alto, gritar o insultar.

Agitación: los signos pueden incluir inquietud, miedo, diferentes a las normales del lenguaje corporal y expresiones faciales.

Ira: los signos pueden incluir disgusto, resentimiento, indignación y / o irritación.

Ansiedad: los signos pueden incluir irritabilidad, depresión, ritmo, movimiento constante, inquietud y angustia emocional general.

Apatía: los signos pueden incluir una ausencia de emoción o una carencia de interés o entusiasmo por las cosas que generalmente se consideran interesantes.

Afasia: los signos pueden incluir la pérdida de la capacidad de comunicarse, como la dificultad para comprender y / o expresar el lenguaje hablado o escrito. La afasia puede ser leve o grave. Con

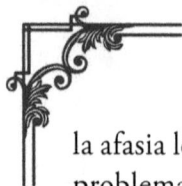

la afasia leve, una persona puede ser capaz de conversar, pero tener problemas para encontrar la palabra correcta o entender conversaciones complejas. La afasia severa limita la capacidad de una persona para comunicarse. Una persona puede decir poco y podría no participar o entender ninguna conversación. Hay diferentes tipos de afasia, incluyendo:

Afasia anómica: una persona puede hablar normalmente, pero tiene dificultades para articular el nombre de un objeto o lugar;

Afasia de conducción: una persona tiene problemas para repetir palabras pronunciadas por otra persona; de lo contrario, el habla es bastante normal;

Afasia expresiva: una persona puede oír y entender, pero no puede expresar sus propios pensamientos;

Afasia Fluente: una persona habla normal o rápidamente, pero puede sustituir inconscientemente palabras o sonidos con elecciones incorrectas. No se dan cuenta de que están cometiendo estos errores, por lo que no se corregirán a sí mismos. Por ejemplo, pueden decir gato cuando se refieren a perro;

Afasia global: una persona tiene dificultad para hablar, repetir o comprender el lenguaje por completo;

Afasia no fluida: una persona habla lentamente y con dificultad. Él / ella puede hacer muecas y usar gestos con las manos para intentar comunicarse. Él / ella puede omitir palabras y terminaciones de palabras al hablar;

Afasia receptiva (afasia de Wernicke): una persona puede escuchar lo que se dice, pero no lo puede entender; puede hablar, pero no puede entender o monitorear su propia habla.

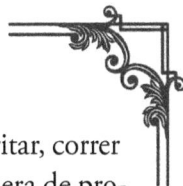

Reacción catastrófica: los signos pueden incluir golpear, gritar, correr o combatir. Es una reacción emocional extrema que está fuera de proporción con el evento real. Una reacción catastrófica ocurre cuando una persona no puede comunicarse o articular una necesidad, como tener que ir al baño, experimentar dolor o es el resultado de una situación frustrante que se intensifica. Este comportamiento puede ocurrir repentinamente sin una razón aparente.

Dificultades de comunicación: los signos pueden incluir la incapacidad de comunicar adecuadamente las necesidades debido al efecto que la demencia tiene en el cerebro, lo que resulta en comportamientos problemáticos. También pueden incluir problemas con la búsqueda de palabras, poner los pensamientos de uno sin problemas en palabras y la capacidad de entender el lenguaje escrito o verbal. La mayoría de las veces, los comportamientos se desencadenan por la frustración, la ira o la agitación porque una persona no entiende lo que se le pide que haga y no puede hacerse entender.

Confusión: las señales pueden incluir perder la noción de las fechas, las estaciones y el paso del tiempo. Puede incluir olvidar dónde están, o cómo llegaron allí o tener problemas para entender algo si no está sucediendo de inmediato.

Delirios: las señales pueden incluir creer en una idea falsa que es contraria a los hechos y permanecer persistente en esa creencia (por ejemplo, insistir en que "no eres mi hijo").

Comportamientos depresivos: los signos pueden incluir alteración de la concentración, pérdida de memoria, apatía, falta de interés en actividades que antes disfrutaban, tristeza abrumadora, llorar más de lo habitual, pérdida o ganancia de peso significativa, trastornos del sueño o dormir más o menos de lo habitual, inquietud, sentimientos de culpa o inutilidad, y / o hablar menos de lo habitual.

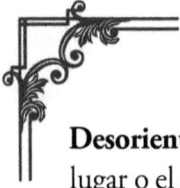

Desorientación: los signos pueden incluir la incapacidad de conocer el lugar o el tiempo, como no saber el día de la semana, la hora del día o perderse en lugares familiares y/o no reconocer lugares o cosas familiares.

Comportamiento desorganizado: los signos pueden incluir comportamientos extraños o socialmente inapropiados, como desnudarse en público, gritar en público o recolectar cosas inusuales, como servilletas.

Desnudarse: los signos pueden incluir quitarse la ropa en momentos o lugares inapropiados. Puede ser un signo de incomodidad o incluso aburrimiento.

Fugarse: las señales pueden incluir observar las puertas de salida, los ascensores, etc., con la esperanza de encontrar una oportunidad para "escapar" de su actual entorno.

Alucinaciones: los signos pueden incluir percepciones falsas de objetos o eventos que una persona con demencia puede ver, oír, oler, saborear o sentir algo que en realidad no está allí, como escuchar a alguien hablando que no está allí, o ver insectos caminando por las paredes y que no están allí.

Acaparamiento: las señales pueden incluir acumular, almacenar o recolectar artículos y colocarlos en un lugar oculto o cuidadosamente guardado para su preservación, uso futuro, etc.

Deterioro de la concentración: los signos pueden incluir dificultad para prestar atención y mantenerse al tanto.

Deterioro del juicio: los signos pueden incluir la incapacidad de usar las habilidades de razonamiento en el uso del juicio o la toma de decisiones; cuándo es seguro cruzar una calle o cuándo se trata de dinero.

Imágenes visuales deterioradas y relaciones espaciales: los signos

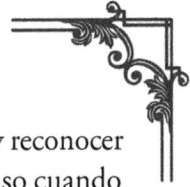

pueden incluir la incapacidad de interpretar lo que uno ve y reconocer adecuadamente objetos, sonidos, formas o personas, incluso cuando la vista no está afectada. Una persona puede tener dificultades para leer, juzgar la distancia y determinar el color o el contraste.

Incapacidad para secuenciar tareas: los signos pueden incluir la incapacidad de realizar un trabajo hábil o una tarea aprendida que requiere reunir los pasos de un proceso, como vestirse o incluso tomar una ducha.

Comportamiento sexual inapropiado: los signos pueden ser masturbarse en público, desnudarse o intentar tener relaciones sexuales con una persona o cosa inapropiada. Una persona puede confundir a otra persona con su cónyuge.

Incontinencia: los signos pueden incluir falta de control o micción o defecación involuntaria.

Pérdida de memoria: los signos pueden incluir dificultad para recordar eventos recientes.

Extravío de cosas: los signos pueden incluir poner cosas en lugares inusuales, extraviar objetos y no poder volver sobre sus pasos. Muchas veces, esto resulta en acusar a otros de robar.

Cambios de humor: los signos pueden incluir confundirse, sospechar, deprimirse, ser temeroso, ansioso y / o molestarse fácilmente sin razón aparente.

Múltiples capas de ropa: los letreros incluyen ponerse varias capas de ropa, como tres suéteres diferentes o varios pares diferentes de pantalones, etc., al mismo tiempo.

Ritmo: las señales pueden incluir caminar excesivamente por un

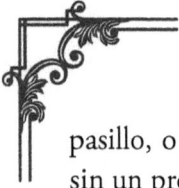

pasillo, o dentro y fuera de un edificio, o alrededor de un edificio sin un propósito específico.

Paranoia: los signos pueden incluir una creencia poco realista y culpable, como la sospecha irrazonable de que alguien ha robado algo o que alguien está haciendo algo y que no lo está haciendo.

Cambios de personalidad: los signos pueden ser diferencias notables en la personalidad o cambios exagerados en las características normales de la personalidad.

Relleno en la boca: los signos pueden incluir el mantener pequeños trozos de comida entre la mejilla y las encías de una persona, no tragarla.

Malos modales en la mesa: los signos pueden incluir mezclar, remover, verter, no usar utensilios, usar condimentos inapropiados, etc., debido a no reconocer o recordar los adecuados.

Psicosis: los signos pueden incluir alucinaciones, delirios y / o paranoia.

Comportamientos repetitivos: los signos pueden incluir decir o hacer algo una y otra vez, como repetir palabras, preguntas o actividades.

Escudriñar: los signos pueden incluir la búsqueda a través de algo para encontrar un objeto de interés, a menudo causando desorden y / o confusión.

Trastornos del sueño: los signos pueden incluir dormir más o menos de lo habitual, patrones de sueño interrumpidos y / o patrones de sueño inusuales, como dormir durante el día y permanecer despierto toda la noche, insomnio y / o despertarse con frecuencia por la noche.

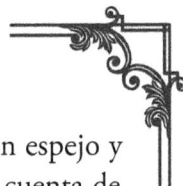

Extraño en el espejo: las señales pueden incluir pasar un espejo y pensar que alguien más está en la habitación, y no darse cuenta de que es la persona en el espejo.

Puesta del sol: los signos pueden incluir un estado de confusión que generalmente ocurre al final del día y en la noche, aunque puede ocurrir en cualquier momento. El individuo puede volverse exigente, sospechoso, desorientado y / o molesto.

Inseguridad: los signos pueden incluir dudas, desconfianza o recelos. Una persona con demencia puede dudar de la confiabilidad de otra persona y creer que sus intenciones son poco confiables, desfavorables o amenazantes.

Ropa inusual: los signos pueden incluir el uso de ropa inapropiada para el clima o la ocasión, como un abrigo pesado en el calor del verano o ropa que no se coordina o coincide.

Deambular: los signos pueden incluir perderse incluso en lugares familiares o entrometerse en lugares inapropiados. Hay muchos tipos de deambulación, incluyendo:

- **Caminar sin rumbo**: se refiere a un tipo de deambulación en la que una persona camina sin rumbo, sin ningún propósito o destino específico;
- **Comprobación**: se refiere a un tipo de deambulación en la que una persona busca repetidamente el paradero de un cuidador u otra persona;
- **Búsqueda crónica de salida**: se refiere a un tipo de deambulación en la que una persona está continuamente buscando una salida o lejos de su entorno actual. Por lo general, tienen una agenda o propósito para ir a otro lugar, como ir de compras, trabajar, encontrar a alguien, etc.;
- **Excesivo**: se refiere a un tipo de deambulación en la que una

91

persona está constantemente en movimiento, durante un período de tiempo anormal, y por lo general, durante todo el día;

- **Propósito inapropiado**: se refiere a un tipo de deambulación que invade la privacidad de otro;
- **Caminar por la noche**: se refiere a un tipo de deambulación en la que una persona deambula con frecuencia por la noche;
- **Artífice de una tarea**: se refiere a un tipo de deambulación en la que una persona puede caminar alrededor y por todo su entorno, posiblemente tratando de completar un trabajo relacionado con una tarea como limpiando, lavando la ropa, jardinería, etc.;
- **Seguimiento**: se refiere a un tipo de deambulación en la que una persona sigue de cerca a otra persona.

Abstinencia: los signos pueden incluir una disminución de la participación en pasatiempos, actividades sociales, proyectos y / o conversaciones. Una persona puede hacer menos preguntas, hacer menos contacto visual y / o rara vez puede comentar o responderle a los demás.

Las etapas de Progresión

de la enfermedad de Alzheimer y demencias relacionadas

Los expertos han documentado patrones comunes de progresión de los síntomas que ocurren en individuos con enfermedad cerebral y, por lo tanto, desarrollaron varios métodos de categorización de "etapa" basados en estos patrones. La progresión de los síntomas generalmente corresponde a la degeneración subyacente de las células nerviosas que generalmente comienza con células que atacan y destruyen el aprendizaje y la memoria, se mueve gradualmente a células que controlan todos los aspectos del pensamiento, el juicio y el comportamiento. El daño eventualmente se propaga a las células que controlan el movimiento.

La enfermedad de Alzheimer generalmente progresa lentamente en tres etapas generales denominadas leves (etapa temprana), moderadas (etapa media) y graves (etapa tardía).

Dado que la enfermedad de Alzheimer y otras demencias afectan a las personas de diferentes maneras, cada persona experimentará síntomas y / o progresará a través de las etapas de manera diferente. Además, debido a que las etapas pueden traslaparse, será ser difícil colocar definitivamente a una persona en una etapa en particular.

Las personas varían en la cantidad de tiempo que pasan en cualquiera de las etapas, y en qué etapa aparecen los signos y síntomas; aunque, la progresión siempre empeora con el tiempo.

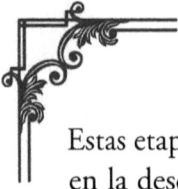

Estas etapas describen grupos de síntomas que reflejan un aumento en la descomposición cerebral, aunque varía la velocidad en que progresa la enfermedad.

Según la Asociación de Alzheimer, en promedio, una persona con enfermedad de Alzheimer vive de cuatro a ocho años después del diagnóstico, pero puede vivir hasta 20 años, dependiendo de otros factores. Las etapas de la enfermedad de Alzheimer descritas en esta sección están adaptadas de la Asociación de Alzheimer. Puede acceder a información adicional en

http://www.alz.org/alzheimers_disease_stages_of_alzheimers.asp

Las etapas proporcionan una línea de base general para evaluar cómo cambian las habilidades una vez que aparecen los síntomas. Sin embargo, los cambios en el cerebro relacionados con la enfermedad de Alzheimer generalmente comienzan años antes de que se noten los signos de la enfermedad. Este tiempo, que puede durar años, se conoce como enfermedad preclínica de Alzheimer.

Etapa temprana (leve; 2-4 años antes e incluyendo el diagnóstico)

Una persona puede parecer que funciona con bastante normalidad en las primeras etapas de la enfermedad. Él o ella puede comenzar a olvidar palabras familiares o el paradero de artículos tales como sus gafas de lectura, llaves de la casa, etc. Él o ella todavía puede parecer capaz de conducir, trabajar y participar en actividades sociales habituales sin cambios significativamente notables. Alternativamente, los amigos y la familia pueden comenzar a notar algunas dificultades sutiles.

Con el tiempo, a las personas con demencia a menudo les resulta difícil expresarse y comprender a los demás. La pérdida de memoria es evidente en el envejecimiento normal, pero difiere de la pérdida de memoria causada por la enfermedad de Alzheimer y otras demencias

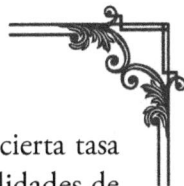

relacionadas. Es normal que los ancianos experimenten cierta tasa de disminución en el pensamiento cognitivo y las habilidades de razonamiento. Eso no significa necesariamente que tengan una enfermedad cerebral. Sin embargo, los ancianos todavía pueden aprender y retener nueva información, mientras que, con enfermedades cerebrales no pueden.

Un ejemplo de olvido normal podría ser extraviar las llaves del automóvil. El olvido anormal puede ser no saber cuál es la función de las llaves de su automóvil. Otros signos de dificultades asociadas con la enfermedad cerebral en las primeras etapas (no forman parte del envejecimiento normal) pueden incluir:

- Dificultad para encontrar la palabra o el nombre correctos
- Dificultad para recordar nombres cuando se presenta a nuevas personas
- Tener mayor dificultad para realizar tareas en entornos sociales o laborales
- Olvidar material que uno acaba de leer
- Perder o extraviar un objeto valioso
- Aumentar los problemas con la planificación u organización
- Repetir palabras familiares
- Repetir preguntas, frases o historias en la misma conversación
- Inventar nuevas palabras para describir objetos familiares
- Perder con frecuencia la idea del pensamiento o dificultad para organizar las palabras lógicamente
- Volver a hablar en un idioma nativo
- Maldecir o usar palabras ofensivas
- Hablar con menos frecuencia
- Confiar en gestos no verbales

La pérdida de memoria se convierte en un problema cuando afecta la capacidad de realizar tareas cotidianas. Uno de los primeros signos más comunes de demencia es olvidar información aprendida

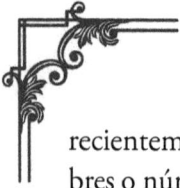

recientemente. Si bien, es perfectamente normal olvidar citas, nombres o números de teléfono, las personas con demencia olvidarán esas cosas con más frecuencia y no las recordarán más tarde. También pueden experimentar:

- Desafíos al seguir un plan o una receta familiar
- Problemas para realizar un seguimiento de las facturas mensuales
- Dificultad para concentrarse
- Tardar más en realizar tareas
- Dificultad para completar tareas familiares
- Dificultad para seguir las instrucciones
- Dificultad para comprender grandes cantidades de información
- Dificultad para escribir
- Dificultad para hablar
- Dificultad con las reglas de sintaxis y gramática, aunque la capacidad física para hablar permanece intacta
- Dificultad para tomar decisiones (a menudo se remite a las elecciones de los demás)
- Dificultad con la orientación del tiempo
- Experimenta pérdida de memoria a largo y corto plazo
- Dificultad para entender el habla rápida o la conversación en un entorno ruidoso
- Dificultad para encontrar temas de conversación
- Dificultad para mantenerse en el tema
- Dificultad para controlar la ira
- Aumento de la confusión
- Se retira de los desafíos sociales y mentales
- Puede conversar "normalmente" hasta que se produce un lapso de memoria
- Puede volverse ansioso, irritable o agitado
- Puede enojarse fácilmente cuando se siente frustrado, cansado, apresurado o sorprendido

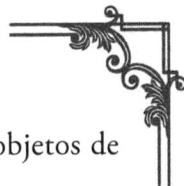

- Puede comenzar a acumular, verificar o buscar objetos de poco valor
- Pueden olvidarse de comer, o comer constantemente porque olvidaron que ya han comido, o comer solo un tipo de alimento
- Dificultad con el juicio, el razonamiento y la percepción
- Dificultad para seguir una serie de pasos en el orden correcto
- Pérdida de espontaneidad e iniciativa

Cuando la enfermedad de Alzheimer u otras demencias relacionadas se han diagnosticado temprano, la pérdida de habilidades a menudo es leve. Con un poco de ayuda, el individuo puede continuar viviendo de forma independiente. Sin embargo, la mayoría de las veces para cuando se diagnostica la enfermedad, muchos de los problemas descritos aquí pueden haber progresado a la etapa media.

Etapa media (moderada; 2-10 años después del diagnóstico)

Durante esta etapa, las personas pueden tener mayores dificultades para realizar tareas normales, pero aún pueden recordar detalles significativos sobre su vida. Los problemas cognitivos empeoran y se desarrollan otros nuevos. El daño al cerebro ahora se ha extendido aún más a las áreas que controlan el lenguaje, el razonamiento, el procesamiento sensorial y el pensamiento consciente. Las regiones afectadas del cerebro continúan encogiéndose (atrofia), lo que resulta en signos y síntomas de la enfermedad cada vez más exagerados y frecuentes. La enfermedad de Alzheimer moderada (y la demencia asociada) suele ser la etapa más larga y puede durar muchos años.

A medida que la enfermedad progresa, la persona requerirá un mayor nivel de atención. Algunos signos comunes en la etapa intermedia pueden incluir un aumento en las palabras confusas, frustrarse o enojarse, o actuar de maneras inesperadas, como negarse a bañarse. El daño a las células nerviosas en el cerebro puede dificultar la expresión de pensamientos y la realización de tareas rutinarias. En este punto, los síntomas serán notables para los demás y pueden incluir:

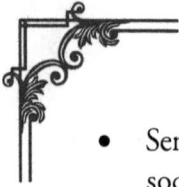

- Sentirse de mal humor o retraído, especialmente en situaciones social o mentalmente desafiantes
- Puede volverse poco amable, agresivo o amenazante
- No poder recordar su propia dirección, su número de teléfono, la escuela secundaria o universidad de la que se graduó.
- Confusión sobre dónde están o qué día es
- Dificultad para elegir la ropa correcta
- Dificultad para controlar la vejiga y los intestinos en algunas personas
- Cambios en los patrones de sueño, como dormir durante el día y volverse inquieto por la noche
- Un mayor riesgo de deambular y perderse
- Cambios de personalidad y comportamiento, incluyendo sospechas y delirios o comportamientos compulsivos y repetitivos como el retorcimiento de manos o la trituración de tejidos. Puede oír, ver, oler o saborear cosas que realmente no están allí
- Puede olvidar la historia personal
- Aumento de la pérdida de memoria
- Reducción de la capacidad de atención
- Problemas para reconocer a amigos y familiares
- Más dificultad con el lenguaje, la lectura, la escritura y los números
- Dificultad para organizar los pensamientos y pensar lógicamente
- Incapacidad para aprender cosas nuevas o para hacer frente a situaciones nuevas o inesperadas
- Pérdida del control de los impulsos, como modales descuidados en la mesa, desnudarse en momentos o lugares inapropiados, o lenguaje vulgar
- Experimentar alucinaciones, desconfianza, irritabilidad, paranoia y / o delirios
- Declaraciones repetitivas, movimientos y/o contracciones ocasionales
- Pérdida de las habilidades perceptivo-motoras, como poner la mesa

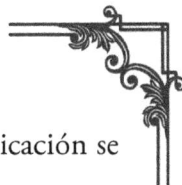

- Las dificultades de memoria, cognición y comunicación se vuelven más graves
- La personalidad de uno puede cambiar drásticamente
- Cambios en la apariencia y la higiene a medida que el individuo se vuelve menos capaz de cuidarse a sí mismo
- Mayor confusión sobre la orientación del tiempo o el lugar
- Mayor dificultad para ordenar con precisión nuestros nombres con caras adecuadas
- Puede llevarse las pertenencias de otros
- Puede hurgar en las cosas y / u ocultar cosas
- Puede perder la pista de sus posesiones, o ya no las reconoce
- Dificultad para pensar lógica o claramente
- Puede experimentar una desconexión con la realidad, como creer que un cónyuge fallecido todavía está vivo
- Pueden no reconocerse en el espejo (síndrome de un Extraño en el Espejo)
- Dificultad para realizar tareas de la vida diaria, como vestirse, bañarse, comer, ir al baño, arreglarse
- Dificultad para terminar oraciones
- Puede volver a la lengua materna (primera lengua que aprendieron)
- Cambios en los patrones de sueño; puede dormir con más frecuencia o despertarse con frecuencia por la noche
- Mayor pérdida de tiempo y orientación del lugar
- Aumento de la pérdida de memoria a largo y corto plazo
- No se pueden recordar una lista con 3 elementos o comandos de 3 pasos
- Incapacidad para leer las señales faciales, aunque se conserva la percepción del significado emocional
- Incapacidad para autocorregirse
- Pérdida de la capacidad de hablar con fluidez: experimentará más pausas y fragmentos de oraciones en las conversaciones
- Incapacidad para terminar oraciones
- Aumento de la intensidad de la voz y la expresión vocal

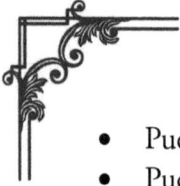

- Puede hacer menos preguntas
- Puede iniciar menos conversaciones
- Puede hacer menos contacto visual
- Puede retirarse de situaciones sociales
- Los sustantivos y nombres propios pueden ser reemplazados por pronombres o términos genéricos como "cosas, ella, ellos, esos, aquello, etc."
- Puede mostrar un comportamiento sexual inapropiado y puede confundir a otra persona con su cónyuge
- Aumento de la inquietud, el ritmo y / o movimientos repetitivos, como tratar de abrir puertas y / o trituración de tejidos
- Aumento de la deambulación y hablar con uno mismo mientras deambula.

Etapa final (grave)

La etapa final de la enfermedad de Alzheimer y otras demencias es la fase terminal. El cerebro ahora está gravemente dañado, y la mayoría de las áreas del cerebro se han atrofiado, lo que conduce a un deterioro completo de la personalidad. Los síntomas cognitivos empeoran y los síntomas físicos se vuelven profundos. La pérdida de células cerebrales en todas las partes del cerebro conduce a la falta de funcionamiento en todos los sistemas del cuerpo. Los comportamientos de etapas anteriores desaparecen y son reemplazados por un entorpecimiento de la mente y el cuerpo. Cerca del final, la persona puede quedar completamente postrada en cama y requerir de un cuidado completo.

La causa más frecuente de muerte es la neumonía por aspiración, que se desarrolla cuando una persona no es capaz de tragar adecuadamente e ingiere alimentos o líquidos en los pulmones en lugar de aire. Durante este tiempo, la persona con demencia experimentará pérdidas significativas como:

- Orientación al tiempo, al lugar y a la persona

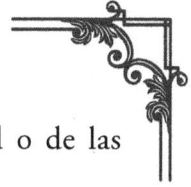

- Pérdida de conciencia de la interacción social o de las expectativas
- Pérdida del deseo de comunicarse
- Pérdida de la capacidad de formar nuevos recuerdos
- Pérdida de la capacidad de reconocer a amigos y familiares
- Pérdida de la capacidad de entender el significado de las palabras
- Pérdida de gramática y dicción, habla en jerga
- Puede perder el habla por completo
- Puede volverse cada vez más ansioso, inseguro y agitado
- Puede experimentar trastornos graves del sueño
- Puede gritar cuando se toca o se mueve
- Es posible que ya no pueda sonreír
- Puede parecer estar incómodo
- Puede llamar o gritar repetitivamente, gemir o murmurar en voz alta
- Es posible que no pueda escribir o comprender el material de lectura
- Es posible que no pueda controlar los movimientos y los músculos pueden volverse rígidos
- Es posible que no pueda caminar sin ayuda
- Puede perder la capacidad de sentarse
- Puede perder la capacidad de levantar la cabeza sin apoyo
- Es posible que no pueda tragar fácilmente y que se ahogue con los alimentos
- La deambulación cesa; no puede moverse voluntariamente
- Puede ser más vulnerable a las infecciones, especialmente la neumonía
- Puede tener convulsiones
- Puede perder peso
- La piel puede volverse delgada y desgarrarse fácilmente
- Puede perder reflejos
- Puede negarse a comer o beber
- Puede dejar de orinar

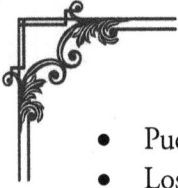

- Puede mostrar poca respuesta al tacto
- Los órganos sensoriales pueden apagarse
- Puede que solo sienta frío e incomodidad
- Puede estar severamente retraído y apático
- Puede exhibir muy poca comunicación

Un mensaje personal de
La autora, Lisa Skinner

Me tomaría exactamente tres minutos conducir hasta la casa de mi abuela en la calle Cedar. Aproveché esa corta distancia y la visité regularmente. La abuela Mimi, baja y delagada, tímida y de voz suave, era una fuerza feroz en la cocina, la mejor cocinera del mundo en mi opinión.

Todo cambió cuando cumplí 15 años.

Pasó de recatada y reservada, a temerosa y ansiosa. Ella me dijo:

- Los pájaros vivían en su colchón
- Las ratas corrían a lo largo de su pared
- La gente le robaba sus joyas
- Y los hombres estaban tratando de hacerle daño.

Escuché. No estaba seguro de qué más hacer.

Poco sabía entonces que este era el comienzo de un viaje de 20 años con la enfermedad de Alzheimer.

Y el comienzo de mi propio viaje para ayudar a otros que sufren el impacto de esta enfermedad.

¿Cuántos de ustedes tienen un familiar o conocen a alguien que ha sido afectado directa o indirectamente por la enfermedad de Alzheimer

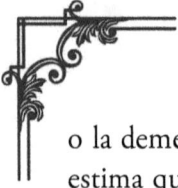

o la demencia? Según la Asociación de Alzheimer, actualmente, se estima que 1 de cada 9 estadounidenses de 65 años o más tiene la enfermedad de Alzheimer.

Ocho de los miembros de mi familia han sido afectados por la demencia, sí ocho. Ha sido un viaje arduo, pero mi experiencia y conocimiento como experta en comportamiento en la enfermedad de Alzheimer, consejera comunitaria, directora regional de centros de atención para personas mayores y asesora privada que ayudó a miles de familias y cuidadores a comprender los enormes desafíos de la enfermedad cerebral durante más de 25 años, me llevó a escribir un libro: *Verdad, Mentiras y Alzheimer: sus caras secretas*.

Si alguien tiene la enfermedad de Alzheimer y demencia, tendemos a creer que eventualmente se perderá en el mundo tal como lo conoce; sin embargo, esto no es del todo cierto.

Estoy aquí hoy para ofrecer soluciones y herramientas contraintuitivas, y así ayudar a las personas a manejar eficazmente los síntomas de la enfermedad cerebral, utilizando algunos ejemplos de la vida real para ayudar a aumentar la comprensión. Lo que sé es que es muy posible vivir una vida muy satisfactoria con enfermedad cerebral y encontrar una conexión común entre aquellos que la tienen y aquellos que no.

Educarse y aprender nuevas herramientas le dará el poder de cerrar la brecha entre usted y su ser querido para que pueda crear una relación significativa y satisfactoria.

Actualmente, en los Estados Unidos, hay más de 6 millones de personas que viven con la enfermedad de Alzheimer. Hoy en día, alguien en los Estados Unidos desarrolla la enfermedad de Alzheimer cada 66 segundos. En el tiempo que hemos estado juntos hoy, eso equivale a 9 personas. En base a eso, para 2050 alguien en los Estados Unidos desarrollará la enfermedad cada 33 segundos y hasta 13 millones de

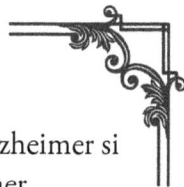

personas podrían verse afectadas por la enfermedad de Alzheimer si no se encuentra una cura, según la asociación de Alzheimer.

Esto es solo los Estados Unidos.

La Organización Mundial de la Salud publicó recientemente sus nuevas proyecciones para la enfermedad de Alzheimer en todo el mundo. Encontraron que para 2030, 78 millones de personas desarrollarán demencia y 139 millones para el año 2050. Eso es un aumento del 40% del número estimado de personas en todo el mundo que actualmente sufren de la enfermedad.

Los medicamentos actuales (hoy día) incluyen el inhibidor de la colinesterasa, el regulador del glutamato, el inhibidor del receptor de orexina o el medicamento recientemente aprobado por la FDA Aducanumab, un anticuerpo monoclonal dirigido por beta amiloide que reduce su acumulación de formas agregadas de beta amiloide (Aβ) que se encuentran en los cerebros de las personas con enfermedad de Alzheimer, ha demostrado también cierto éxito. Sin embargo, estas intervenciones terapéuticas tienen un ataque extremadamente centrado en las vías que conducen a la enfermedad, por lo tanto, solo pueden retrasar su progresión.

Las células madre que son bien conocidas por reducir la inflamación sistémica y diferenciarse en cualquier tipo de célula del cuerpo, incluidas las células neurales, también han mostrado resultados muy prometedores en los casos de Alzheimer. Dado que estas células pueden actuar de varias maneras, como inhibir la inflamación sistémica o diferenciar en los tipos de células necesarias, las intervenciones terapéuticas que utilizan estas terapias regenerativas podrían ofrecer esperanza para tratar la enfermedad.

Para Aquellos De Nosotros
Que No Sufrimos

A partir de esta enfermedad, ¿cuál es el primer paso para construir una conexión con sus seres queridos?

Entiende su mundo. Y el mejor personaje para ayudarnos a entender es nuestra querida amiga de la infancia: Alicia en el País de las Maravillas.

Es posible que recuerdes el comienzo de la historia de Alicia, que ve a un conejo blanco vestido con un traje y apurado, ¡Y con un reloj de bolsillo para arrancar! Ella decide seguirlo.

Ella entra en un nuevo mundo y ya no conoce su camino de regreso a casa.

Después de beber una poción que la encoge, entra por una pequeña puerta y se encuentra con dos alegres compañeros, Tweedle Dum y Tweedle Dee, que comienzan a contarle una historia sobre unas ostras curiosas.

Alicia finalmente encuentra la casa del Conejo Blanco que estaba en casa. Ella encuentra una bandeja de galletas con la etiqueta "toma una, así que lo hizo. Oh, Dios mío, la galleta hizo que Alicia creciera tan grande como la casa y se golpeó la cabeza contra su techo.

Alicia metió la mano en el jardín del conejo blanco y recogió una

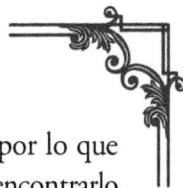

zanahoria. Comer la zanahoria la hizo pequeña de nuevo, por lo que corrió en dirección al conejo blanco, una vez más, tratando de encontrarlo.

La mayor diferencia entre Alicia en el País de las Maravillas y la "Alicia" que sufre de demencia, es que Alicia del País de las Maravillas despertó de su sueño. La Demencia de Alicia hace que no pueda despertar de su sueño porque este ES su mundo real:

Un mundo lleno de incertidumbre y cosas que no tendrían sentido para ella... ¡Al igual que Alicia, que se encontró hablando con flores vivas que la confundieron con una hierba y le exigieron que se fuera antes de arruinarlas!

Un mundo donde las alucinaciones y los delirios son comunes porque tu mente a veces no puede separar la realidad de la ficción...

¡Al igual que Alice, cuando fue confrontada por un sonriente gato de Cheshire, sentado en un árbol, diciéndole en qué dirección iba el Conejo Blanco y dándole instrucciones para encontrar al Sombrerero Loco!

Un mundo donde ver cosas que no son reales y/o creer cosas que no son verdaderas. Al igual que Alicia, cuando soñó que estaba en su caprichoso viaje a través del País de las Maravillas.

Y como muchos de nosotros sabemos de primera mano, ¡solo una persona con demencia no lo está soñando!

Un mundo en el que tienes una noción en tu cabeza y te alejas porque estás decidido a encontrar algo... Al igual que Alicia cuando pensó que vio a un conejo blanco vestido con un traje, viendo su reloj de bolsillo y que decidió seguirlo, ¡todo el camino por la madriguera del conejo!

Un mundo en el que creer que alguien está dispuesto a hacerte daño,

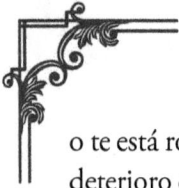

o te está robando, es real porque cuando vives con demencia, vives con deterioro del razonamiento, la inseguridad y la paranoia ... Al igual que Alicia, cuando creía que la Reina de Corazones gritaba "¡FUERA CON SU CABEZA!" solo porque declinó su invitación a jugar al croquet.

Un mundo en el que te desorientas en lugar y tiempo; y crees que estás viviendo en un momento diferente de tu vida... Al igual que Alicia, cuando vio algunas señales a lo largo del camino, pero no fueron de ayuda para ella en absoluto porque apuntaban aquí, allá y en todas partes. Esta extraña tierra en la que estaba se estaba volviendo más y más curiosa. Nada tenía sentido. No si adentro o afuera, desde la derecha o desde la izquierda, desde arriba hacia abajo.

Y

Un mundo donde tu personalidad puede cambiar y puedes volverte irritable, ansioso u obsesionado con una idea, como la necesidad de llegar a otro lugar que no sea donde estás; un mundo donde parece que todos siempre te están gritando y no puedes entender nada de lo que están diciendo ... Al igual que Alicia cuando se encontró con una oruga parlante sentada sobre un hongo, fumando una cachimba y soplando humo en forma de letras de su boca, formando palabras que no entendía.

Dados estos síntomas, indicaciones y posibles direcciones que su ser querido podría seguir, veamos algunas herramientas fáciles de usar para conectarse, comunicarse potencialmente e incluso disfrutar de una relación satisfactoria con su ser querido.

Piense en esto: si alguien pierde la audición, ellos y su familia aprenden a comunicarse con el lenguaje de señas. Si alguien pierde la vista, aprende braille y cómo usar un bastón. Estas herramientas y técnicas son puentes para adaptarse a su nuevo mundo.

Nosotros también tenemos esa capacidad de hacerle frente, adaptarnos

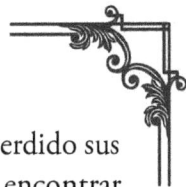

e incluso mejorar nuestra relación con aquellos que han perdido sus recuerdos. Con educación, diligencia y práctica, puede encontrar una nueva manera. Estoy aquí para ayudarte a comenzar ese viaje.

A nadie le gusta ser corregido cuando se equivoca en algo, ¿verdad? Entonces, en lugar de tratar de convencerlo, probar y corregir la realidad actual de su ser querido, únase a ellos, reconozca su creencia. La lógica simplemente no lo va a arreglar. En lugar de tratar de traerlos de vuelta a tu realidad, únete a la de ellos.

Cuando "vas con" en lugar de corregir, reduces la tensión y aumentas la facilidad y por lo tanto desarrollas y mantienes una exitosa conexión.

Para ti y para mí, mirarnos en el espejo temprano en la mañana podría producir un "ugh... o un oh, mi"; cabello enredado, con algunas bolsas debajo de los ojos. Pero para algunos con demencia, verse en el espejo puede crearles terror.

He aquí por qué: No siempre se reconocen a sí mismos y por lo tanto pueden creer que hay un extraño en la habitación que los va a ver desnudarse y para meterse en la ducha. Este es un fenómeno que se llama Extraño en el Espejo.

Dependiendo de cómo responda su ser querido a los espejos, considere cubrir el espejo mientras se prepara para una ducha o quitar el espejo por completo y de esta manera acabas de aliviar una fuente de ansiedad y agitación.

Todos tuvimos la sensación de estar encerrados durante el auge de la pandemia. No ir al cine, al teatro, a una comida, fiestas o conferencias. Las personas informaron sentirse poco estimuladas. Todos necesitamos un ambiente estimulante, especialmente aquellos con demencia.

Mi última herramienta es "Descubre su lugar feliz". ¿Qué actividades solían traerle alegría? Tal vez era estar en el jardín, cocinar o escuchar música. De hecho, un estudio publicado en Música y Ciencia demuestra que escuchar música de nuestros jóvenes aumenta las emociones positivas e incluso el recuerdo de la memoria.

Estas 3 herramientas:

1. unir su realidad
2. extraño en el espejo
3. descubre su lugar feliz.

Estas son solo 3 sugerencias que pueden resultarle útiles. Busque maneras de mitigar los problemas potenciales y otras formas de aumentar la alegría.

Elige una de estas ideas o crea la tuya propia y experimenta. Tenga en cuenta que si descubres como aumentar su alegría o reducir su ansiedad, sigue haciéndolo y construye sobre ese éxito.

MI GRAN VISIÓN CON ALAS:

Tomemos un momento para reflexionar antes de terminar. Me gustaría dejarlos con este pensamiento:

Sí, lo que he compartido con ustedes hoy son solo algunos de los ejemplos del mundo en el que alguien que vive con la enfermedad de Alzheimer y la demencia, REALMENTE VIVE EN TODOS LOS DÍAS DE SUS VIDAS, ¡UNO DEL QUE NUNCA DESPERTARÁN!

"Perdido". Es cierto que las personas que sufren de demencia pierden su capacidad de comunicar verbalmente sus deseos y necesidades; sin embargo, se comunican con nosotros de diversas maneras, como a través de sus comportamientos.

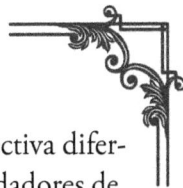

Hablo sobre cómo es vivir con demencia desde una perspectiva diferente para dar esperanza a los miembros de la familia y cuidadores de que hay formas de interpretar lo que están tratando de comunicarnos, cómo reconocer los signos y lo que significan, cómo responder eficazmente a ellos, así como proporcionar a las personas las herramientas necesarias para ayudar a controlar la enfermedad más fácilmente. Es muy posible vivir una vida muy satisfactoria con enfermedad cerebral y encontrar una conexión común entre aquellos que la tienen y aquellos que no.

Por lo tanto, si está en este viaje con un ser querido, o cuidando a alguien que vive con esta enfermedad, por favor haga todo lo posible para comprender cuál es el verdadero impacto de esta enfermedad en ellos, y tómese el tiempo para aprender las nuevas habilidades que le permitirán concentrarse en lo que importa: crear momentos de alegría para ustedes mismos durante el precioso tiempo que pasan juntos.

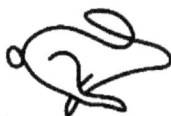

ACERCA DE LISA SKINNER

La autora Lisa Skinner es una especialista en comportamiento en el campo de la enfermedad de Alzheimer y las demencias relacionadas. En sus 25 años de carrera como consejera comunitaria, asesora privada y directora regional de centros de atención para personas mayores, ayudó a miles de familias y cuidadores a comprender los enormes desafíos de las enfermedades cerebrales. Su libro # 1 Bestseller *Not All Who Wander Need Be Lost* (*No todos los que deambulan necesitan perderse*), fue escrito a instancias de ellos. Su último libro, ***Truth, Lies & Alzheimer's—Its Secret Faces*** (Verdad, Mentiras y Alzheimer - Sus Caras Secretas) continúa la búsqueda de Skinner de trabajar con enfermedades relacionadas con la demencia y enseñar a las familias cómo pueden tener una relación de mejor calidad con sus seres queridos a través de la educación y ofreciendo talleres sobre soluciones y herramientas contraintuitivas para ayudar a las personas a manejar eficazmente los síntomas de la enfermedad cerebral. Lisa Skinner ha aparecido en muchos medios de comunicación nacionales y regionales, incluyendo:

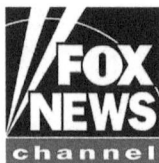

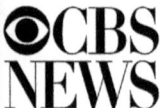

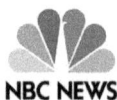

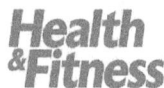

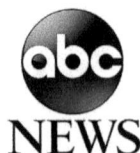

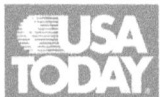

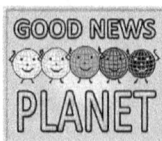

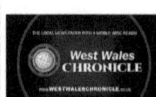

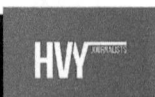

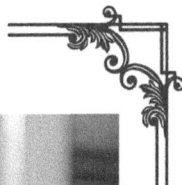

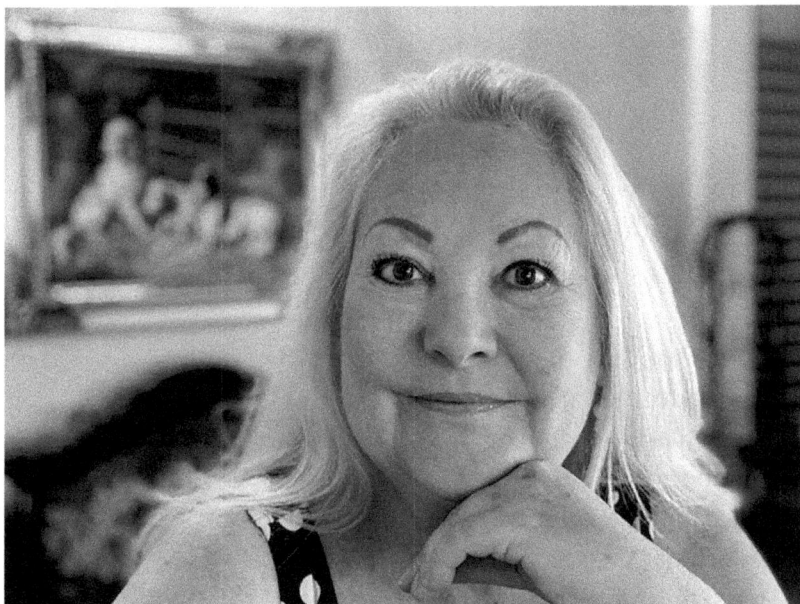

Lisa Skinner

Para obtener más información sobre Lisa, visite:

www.truthliesalzheimers.com

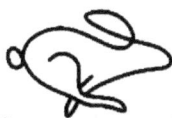

....

Acerca de Douglas W. Collins

Douglas W. Collins es un estratega de negocios respetado internacionalmente que inició el desarrollo de marca, la adquisición de capitales, desarrollador de inversiones, además de implementar planes estratégicos de negocios. Es un orador y capacitador consumado, que ha desarrollado muchas pre-

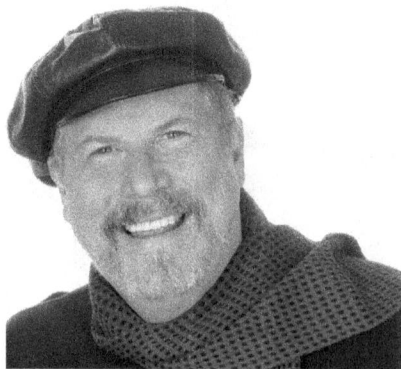

Douglas W. Collins

sentaciones en capacitación en ventas, global mercadeo, artes, entretenimiento y medios de difusión. Es coautor del libro en honor al legado del artista occidental Kenneth M. Freeman—*Artist at Work*. Collins también escribió las notas del álbum para el CD más vendido *Shipped* por el pianista de jazz John Shipley, miembro fundador del grupo de jazz fusión Hiroshima.

Collins actualmente se desempeña como Director de Desarrollo de Negocios de HEAMGEN, Inc., una pujante compañía de TEC-NOLOGIA MEDICA AVANZADA, innovando en el desarrollo, producción y suministro en masa de sangre natural mediante la aplicación de tecnología patentada para fabricar glóbulos rojos tipo O negativos a partir de células madre y así salvar vidas globalmente.

Collins fue el fundador y miembro gerente de HD Broadcast AZ, con sede en Scottsdale, Arizona, que proporcionó servicios de transmisión

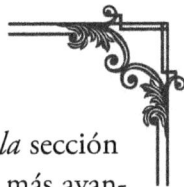

en vivo a redes globales. Su compañía fue perfilada en *la* sección "Money" de USA Today como el estudio de transmisión más avanzado de los Estados Unidos. Desarrolló escenografías virtuales que agregaron un alto valor de producción a los seminarios web en línea, sesiones de capacitación en streaming (tecnología multimedia que envía contenidos de vídeo y audio a su dispositivo conectado a Internet) y comerciales para compañías Fortune 500.

Collins también es el productor ejecutivo de la próxima película de suspenso de acción *Cyberkill*. La trama trata sobre inteligencia artificial, ciberacoso y ciberterrorismo. El proyecto se encuentra actualmente en desarrollo.

Hoy, Douglas vive al noroeste de Atlanta, Georgia y en Coronado, República de Panamá, con su esposa Dianemarie con quien mantiene un matrimonio desde hace 45 años, y junto con sus dos perros pugs. Le gusta tocar la guitarra, las películas y viajar.

CONTRAPORTADA

Es una guía concisa para atravesar los desgarradores desafíos de tener a un ser querido diagnosticado con la enfermedad de Alzheimer u otras demencias.

A través de un rico tesoro de historias extraídas de sus años en la industria del cuidado de los ancianos, Lisa Skinner ofrece información sobre la difícil pregunta que enfrentan las familias, entre ellas:

¿Cómo respondo a la falsa creencia de un ser querido?

¿Estoy abandonando a mis padres si los dejo al cuidado de profesionales?

¿Cómo hacer lo mejor para el tiempo que nos queda juntos?

El pensamiento original de Skinner y sus soluciones contrarias a la intuición, brindan a los miembros de la familia, cónyuges, niños, cuidadores y otras personas las herramientas que necesitan para manejar de manera efectiva los síntomas de la enfermedad cerebral.

Los lectores de su libro se sentirán empoderados para superar las dificultades de la enfermedad y volver a lo que importa - disfrutar del tiempo restante con su ser querido.

Lisa Skinner es una experta en el campo del comportamiento por la enfermedad de Alzheimer y las demencias relacionadas. En sus 25 años de carrera como consejera comunitaria y directora regional de

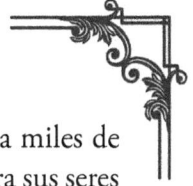

centros de atención para personas mayores, ha ayudado a miles de familias en encontrar las mejores opciones de atención para sus seres queridos. Como capacitadora, asesora y oradora pública, Skinner ha dedicado su carrera en enseñar a las personas las habilidades para manejar de manera más efectiva las enfermedades cerebrales.

También disponible por

WORDCRAFT PRESS

Abrazando una Nueva Visión del Envejecimiento
(Embracing a New Vision of Aging)
por Sheryl Towers

Historias de Geezer: El cuidado y la alimentación de los ancianos
(Geezer Stories: The care and feeding of old people)
por Laura Mansfield

Primero Cepíllese Los Dientes: Dolor y Esperanza en Tiempo Real
(First, Brush Your Teeth, Grief and Hope in Real Time)
por Lisa Espinoza

Siguiendo Adelante
(Pressing Forward)
por April Poynter

También disponible en la página web: www.wordcraft.net